Beth Rosenshein

Wechseljahre – nein danke!

Beth Rosenshein

Wechseljahre – nein danke!

*Wie Sie die Menopause risikofrei
mit bioidentischen Hormonen vermeiden
und rückgängig machen können*

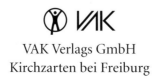

VAK Verlags GmbH
Kirchzarten bei Freiburg

Titel der englischen Originalausgabe: *Preventing Menopause*
© Beth Rosenshein, 2006
Erschienen bei: Your Health Press, a division of Sarahealth LLC, Lexington, USA
ISBN 1-4120-8921-2

Vorbemerkung des Verlags
Dieses Buch dient der Information über Methoden der Gesundheitsvorsorge und Selbsthilfe. Wer sie anwendet, tut dies in eigener Verantwortung. Autorin und Verlag beabsichtigen nicht, Diagnosen zu stellen oder Therapieempfehlungen zu geben. Die hier beschriebenen Verfahren sind nicht als Ersatz für professionelle medizinische Behandlung bei gesundheitlichen Beschwerden zu verstehen.
Vorwort zur deutschen Ausgabe: © VAK, 2008
Autorin und Verlag der englischen Original-Ausgabe sind weder verantwortlich für den Inhalt des Vorwortes noch unterstützen sie ausdrücklich die Meinung von Dr. Rimkus.

Bibliografische Information der Deutschen Bibliothek
Die Deutsche Bibliothek verzeichnet diese Publikation in der Deutschen Nationalbibliografie; detaillierte bibliografische Daten sind im Internet über http://dnb.ddb.de abrufbar.

VAK Verlags GmbH
Eschbachstraße 5
79199 Kirchzarten
Deutschland
www.vakverlag.de

© VAK Verlags GmbH, Kirchzarten bei Freiburg 2008
Lektorat: Nadine Weber, VAK
Coverfoto: © plainpicture / Johner
Umschlaggestaltung: Hugo Waschkowski, Freiburg
Layout: Karl-Heinz Mundinger, VAK
Gesamtherstellung: CPI – Clausen & Bosse, Leck
Printed in Germany
ISBN: 978-3-86731-032-1

Inhaltsverzeichnis

Danksagungen 11

Vorworte 13

Einleitung 17

1. Kapitel: Denken wir um 21

2. Kapitel: Eine gemeinsame Sprache und ein gemeinsames Ziel 29

Was sind Hormone? **30**

Was sind Östrogene? **30**

Wie Östradiol gebildet wird **32**

Bindung von Hormonen im Blut **32**

Hormonpräparate **35**

Wodurch unterscheiden sich synthetische, natürliche, bioidentische und patentrechtlich geschützte Hormone? **36**

Warum sollte man von einem Versagen der Eierstöcke sprechen und nicht von Menopause? **37**

Die Hormone der Eierstöcke haben vielfältige Aufgaben **39**

3. Kapitel: Warum sollte man dem Versagen der Eierstöcke (Ovarialinsuffizienz) vorbeugen?   45

Was ist eine Ovarialinsuffizienz?   45

Ist die Ovarialinsuffizienz natürlich, normal oder keines von beidem?   47

Die Reaktion des Brustgewebes   50

Testosteron als Schutz vor Brustkrebs   50

Eindeutige Studienergebnisse belegen: Testosteron verhindert Brustkrebs   52

Brustkrebs und Unterfunktion der Keimdrüsen (Hypogonadismus)   53

Krebsrisiko und Ovarialinsuffizienz   55

Der Einfluss der Ovarialinsuffizienz auf das Risiko von Herzerkrankungen   56

Ovarialfunktion und Herzerkrankung   58

Osteoporose   59

Schlaf   60

Das Wechselspiel zwischen Ovarialhormonen und Melatonin   61

Gewichtszunahme und Muskeltonus   62

Sexuelle Reaktionsfähigkeit   63

Hitzewallungen als Vorboten für das Versagen der Eierstöcke   66

4. Kapitel: Wie Sie die Ovarialinsuffizienz verhindern können   69

Der Eizellvorrat ist begrenzt   69

Der Vorrat an Eizellen erschöpft sich zu früh   70

Die Veränderung der ovariellen
  Hormonspiegel im Laufe des Lebens **74**

Das Risiko angeborener Schäden **75**

Geburtenkontrolle **77**

Schützen Sie Ihre Eierstöcke **78**

5. Kapitel: Die Wiederherstellung des hormonellen Gleichgewichts 81

Wie Sie das normale hormonelle Gleichgewicht
  der Eierstöcke wiederherstellen können **81**

Bestimmen Sie Ihre Ziele **83**

Entsprechende Hormonpräparate **84**

Die Normalisierung der Ovarialfunktion **88**

6. Kapitel: Die Standard-Hormonersatz-Therapie der *Women's Health Initiative* 93

Meine Erkenntnisse **94**

Die Ziele der WHI **95**

Was in der WHI wirklich getan wurde **96**

7. Kapitel: Die Zusammenarbeit mit Ihrem Arzt 101

Spezialisten für gynäkologische Endokrinologie **102**

Was Ihr Laborbericht aussagt **103**

8. Kapitel: Zusammenfassung 107

Meine Reise geht weiter 108

Die Zukunft der Menopause – für uns, unsere Töchter und unsere Enkelinnen 109

Anhang A 111

Checkliste 111

Anhang B 115

Suchen Sie Hilfe beim Spezialisten 115

Ärzteliste 116

Selbsthilfegruppen 119

Literatur 121

Literaturverzeichnis 122

Stichwortverzeichnis 134

Über die Autorin 141

*Dieses Buch widme ich meiner Großmutter Fanny,
einer Kämpferin für das Frauenwahlrecht, die mich lehrte,
dass die Stimme einer jeden Frau zählt.*

Danksagungen

Ich möchte all jenen danken, die mir am nächsten stehen, die an mich glaubten und die mich in meinem Ziel unterstützten, es den Frauen zu ermöglichen, den Zeitpunkt ihrer Menopause eines Tages selbst zu bestimmen. Insbesondere danke ich meiner Mutter Barbara Diamond Wilson dafür, dass sie mich immer gefördert und meine unersättliche Wissbegierde ertragen hat.

Ich möchte all jenen danken, die das Buch in seiner Entstehungsphase gelesen und mir wertvolle Rückmeldungen gegeben haben. Es sind dies (in alphabetischer Reihenfolge):

Dr. Elizabeth Anton; Nechama Batt-Michelson; Lisa Behar; Bob Bonds (Apotheker); Rebecca Clark; Robin Cohn; Jane Courage; Dr. Scott Eberly; Lorre Goldberg; Ron Kornfeld; Stephanie Mailman; Susan Matalon; Dr. med. dent. Anthony McLaughlin, Rita Rosenshein; Dr. Leon Speroff; Danya Sterner; Cricket Stimson: Liz Thayer; Laura Wall sowie Libby Yuskaitis. Außerdem danke ich natürlich auch meinen Mah-Jongg-Freunden Erin, Lesley, Sarah und Shelley, die mich jede Woche zum Lachen bringen und mich nicht vergessen lassen, was wirklich zählt.

Mein Dank geht an die Bibliothekarin unserer öffentlichen Bücherei, Christine Kernick-Fletcher. Ohne ihre außerordentlichen Bemühungen hätte das Buch nicht geschrieben werden können. Sie machte mir Hunderte von Artikeln zugänglich, an die ich selbst nur unter Schwierigkeiten herangekommen wäre. Des Weiteren danke ich Caroline Pincus, die mich in allen die Veröffentlichung betreffenden Fragen professionell unterstützt hat; ich schätze ihre Ermutigung und ihre Ratschläge.

Dr. Elena Christofides möchte ich für die Durchsicht meines Buches unter medizinischen Gesichtspunkten danken. Ich schätze ihre Kenntnisse und Vorschläge außerordentlich. Schließlich möchte ich meinem amerikanischen Verleger und dem Team von *Your Health Press*, Dr. phil. M. Sara Rosenthal, Larissa Kostoff und Laura Tulchinski, für ihre unschätzbare Hilfe und ihr Feedback danken. Sara gab mir und meinen Ideen eine Chance, dafür stehe ich tief in ihrer Schuld.

Für Leon, meinen Mann, Freund und den Partner, den ich liebe – er ist ein wirklich wundervoller Mensch –, der Seite an Seite mit mir arbeitete und mir half, dieses Buch zu verwirklichen: Ich bin dir ewig dankbar für deine Liebe, deine Hingabe und deine Inspiration.

*Lasst unsere Generation die letzte sein,
die unter den Wechseljahren zu leiden hat.*

Vorworte

Vorwort zur deutschen Ausgabe von Dr. Volker Rimkus

1943 machte der amerikanische Chemiker Russel Marker eine Entdeckung, die höchste Anerkennung hätte finden müssen: Es gelang ihm, aus der in der wilden Yamswurzel vorhandenen Substanz Diosgenin unter anderem bioidentisches Progesteron zu gewinnen. Schon damals wäre es also möglich gewesen, die in den Wechseljahren auftretenden Hormonmangelzustände auszugleichen, ohne bei richtiger Dosierung Nebenwirkungen befürchten zu müssen.

Doch was geschah? Russel Marker wurde gekündigt, denn diese Hormone ließen sich durch kein Patent schützen. Um sie für die Pharmaindustrie dennoch interessant zu machen, änderte man kurzerhand die Molekülstrukturen. So entstanden völlig neue Substanzen, die den Namen „Hormone" eigentlich nicht hätten tragen dürfen. Noch schlimmer: Man vermarktete sie unter dem gleichen Namen und nannte sie – wider besseres Wissen – Östrogen, Progesteron und Testosteron. Als nach einigen Jahren dieser konventionellen Hormonersatz-Therapie jedoch Nebenwirkungen auftraten, wurde die Ursache leider nicht auf die chemisch veränderten Moleküle geschoben, sondern man riet den Frauen von einer Behandlung des Hormonmangels in den Wechseljahren einfach ab, statt ihnen bioidentische Hormone zur Verfügung zu stellen.

Es ist typisch, dass das vorliegende Buch nicht von einem Arzt oder einer Ärztin verfasst wurde, sondern dass es der Aufschrei einer Frau ist, die in dramatischer Weise den Beginn ihrer Wechseljahre erleben musste, ohne dass die moderne Medizin ihr hätte helfen können. Zum Glück hat sie sich aber von der auch in Amerika geltenden Lehrmeinung nicht abschrecken lassen und allein mit ihrem gesunden Menschverstand die große Täuschung erkannt, die in der konventionellen Hormonersatz-Therapie verborgen ist.

Vielleicht schafft es nun dieses Buch, das Bewusstsein für den tatsächlich vorhandenen Segen der bioidentischen Hormone zu wecken und sowohl bei Patientinnen als auch bei Ärzten ein Umdenken einzuleiten. Es würde mich persönlich sehr zufrieden machen!

Dr. Volker Rimkus

Dr. med. Volker Rimkus ist Gynäkologe (Frauenarzt) und Mitbegründer eines neuen Therapiekonzepts zur Behandlung der männlichen Wechseljahre. Basierend auf der Anwendung von bioidentischen Hormonen entwickelte er außerdem ein alternatives Therapiekonzept für Frauen in den Wechseljahren. Weitere Informationen finden Sie auch im Internet: www.rimkus.info

Vorwort zur amerikanischen Ausgabe von Dr. Elena Christofides

Frauen in der Menopause steht heute eine erschreckende Vielfalt von Informationen zur Verfügung. Sie sollen ihnen beim Übergang in die neue Lebensphase helfen, und doch ist leider vieles davon widersprüchlich. Als Endokrinologin habe ich nie verstanden, warum wir einem solch komplexen Organismus, wie es unser Körper ist, nicht zurückgeben, was er verloren hat. Das Hormonsystem ist ganz präzise ausbalanciert, und schon der Mangel an nur einem Hormon, geschweige denn an mehreren, kann ernsthafte Konsequenzen für jede Patientin zur Folge haben. Manche Frauen spüren das sehr heftig in der Zeit kurz vor der Menopause, wenn ihre Eierstöcke langsam beginnen, die „Produktion herunterzufahren". Angesichts der abwechselnd als rettende Gnade und nächstes großes Übel betrachteten Hormontherapie ist der wichtigste Punkt in jeder Diskussion auf jeden Fall die Aufklärung der Patientinnen. Ich habe in meiner Praxis die Erfahrung gemacht, dass es tatsächlich immer schwieriger geworden ist, Frauen in diesem durch mangelnde Information und übermäßige Medienhysterie massiv beeinflussten Bereich hinsichtlich ihres Hormonbedarfs zu beraten.

Als ich gebeten wurde, dieses Buch durchzusehen, war ich mir nicht sicher, ob wir nicht zusätzlich noch ein weiteres Buch brauchen würden. Kaum hatte ich jedoch zu lesen begonnen, wurde mir klar, dass genau dieses Buch das „fehlende Glied" sein könnte. Ich fand darin so viele der Informationen wieder, die meine Patientinnen auch von mir erhalten, weil ich mich bemühe, ihnen ein vielseitiges, ausgeglichenes Bild aller Risiken und Vorteile zu geben, denn sie möchten ja auch nach der Menopause gesund bleiben. Beth Rosenshein hat die wissenschaftlichen Feinheiten klar erfasst und präsentiert sie schließlich in einer Weise, die es den Frauen in den Wechseljahren ermöglicht, sich im Labyrinth der zur Verfügung stehenden Möglichkeiten zurechtzufinden.

Ich hoffe, die Frauen und die ihnen nahe Stehenden nutzen die in diesem Buch enthaltenen Informationen als Hilfe, um sich vernünftig, sachkundig und gezielt auf das vorzubereiten, was in dieser oftmals schwierigen Zeit mit ihnen geschieht. Und für diejenigen Frauen, die diesen Übergang relativ unbeschadet zu meistern scheinen, hoffe ich, dass sie daraus lernen, wie wichtig es doch ist, über die Veränderungen im eigenen Körper Bescheid zu wissen, egal, ob sie sie spüren oder nicht.

Elena A. Christofides

Dr. med. Elena Christofides ist Endokrinologin (Fachärztin für hormonell bedingte Erkrankungen). Sie wird auf der Website der „Spitzenmediziner" in Columbus, Ohio, geführt, wo sie jetzt eine Privatpraxis betreibt. Ihre Ausbildung erhielt sie an der Staatlichen Universität von Ohio in Columbus, ihre Assistenzzeit absolvierte sie am Mount Carmel Medical Center. Sie ist Mitglied der Universität von Louisiana in New Orleans und gehört mehreren medizinischen Beratungsausschüssen an. Außerdem gibt sie klinische Ausbildungskurse und sie ist Vizepräsidentin der Vereinigung der klinischen Endokrinologen in den USA. Weitere Informationen finden Sie in englischer Sprache auch im Internet: www.endocrinology-associates.com

Einleitung

Als ich noch nicht von der Menopause betroffen war, verschwendete ich kaum einen Gedanken daran. Ich akzeptierte einfach, dass ich eines Tages „den Wechsel" durchmachen würde, so wie jede andere Frau auch. Das Einzige, was ich darüber wusste, war, dass man für eine kurze Zeit Hitzewallungen haben und dass das Leben danach aber ganz normal weitergehen würde, außer, dass man keine Kinder mehr bekommen könnte. Ich dachte allen Ernstes, das Leben wäre nach dem Ausbleiben der Menstruation, also nach der Menopause, genauso wie davor. Aus diesem Traum sollte ich sehr unsanft erwachen.

Als ich 43 Jahre alt war, stellten sich Veränderungen ein, auf die ich überhaupt nicht vorbereitet war. Meine sexuelle Reaktionsfähigkeit war völlig verschwunden, und nach mehreren Monaten wurde mir klar, dass sie von alleine auch nicht wiederkommen würde. Ich musste herausfinden, woran das lag, ob es überhaupt normal war, und wie ich mit dieser Veränderung umgehen sollte. Ich war verwirrt. Damals hatte ich keine Ahnung, dass das, was ich durchmachte, mit der Menopause zu tun hatte, die, wie ich später erfuhr, im völligen Versagen der Eierstöcke, der Ovarien, bestand. Ich entdeckte auch, dass es möglich war, dieses Versagen zu verhindern oder zu verzögern. Aber ich hatte keine Ahnung, dass ich den Zeitpunkt der Menopause vielleicht selbst bestimmen könnte.

Als ich mich jedoch in unzählige medizinische Studien vertiefte und entdeckte, dass es tatsächlich so war, da wusste ich, dass ich ein Buch schreiben musste. Ursprünglich hatte ich geplant, nur über den Einsatz von bioidentischen Hormonen zu schreiben, mit denen die prä-menopausalen Hormonspiegel wiederhergestellt werden, und sie den künstlichen Hormonen, wie *Premarin* ™ (wird in Deutschland unter dem Namen *Presomen*®

vertrieben, Anm. d. Übers.) und *Provera* ™ (in Deutschland wird *Prodafem*® in der Hormonersatz-Therapie (HET) eingesetzt; *Provera* gibt es hier nur als *Depo-Provera*® und dient der Empfängnisverhütung, Anm. d. Übers.) gegenüberzustellen, die bei der allgemein üblichen HET verschrieben werden, um die sexuelle Reaktionsfähigkeit in der Prä-Menopause wiederherzustellen. Doch als ich mehr und mehr über die Funktion der Eierstöcke (Ovarien) erfuhr, entdeckte ich, dass sich die Menge unserer Eizellen (Follikel) im Laufe des Alterungsprozesses immer schneller reduziert und wir ungebremst auf das völlige Versagen der Ovarien zusteuern. Ich lernte außerdem, dass es vielleicht möglich ist, dieses Phänomen durch einen besseren Umgang mit dem uns von Geburt an zur Verfügung stehenden Kontingent an Eizellen erheblich zu verzögern. Im Gegensatz dazu, was nahezu jede Frau und ihr behandelnder Arzt oder ihre Ärztin glauben, gelangte ich zu der Überzeugung, dass das Versagen der Eierstöcke nicht unausweichlich ist.

Daraus ergaben sich natürlich Fragen: Es mag vielleicht möglich sein die Menopause zu verhindern, doch ist es auch klug? Sind Risiken damit verbunden? Gäbe es genügend gesundheitliche Vorteile, die eine Verlängerung der Ovarialfunktion bis ins hohe Alter rechtfertigen würden? Wäre für ältere Frauen eine Geburtenkontrolle notwendig? Stellt eine Schwangerschaft ein Risiko für eine Frau in den Fünfzigern, Sechzigern oder Siebzigern dar? Ich musste mir selbst beweisen, dass es für eine Frau nicht gesundheitsschädlich wäre, wenn ihre Eierstöcke länger funktionsfähig blieben. Das ist mir gelungen! Durch meine Forschungsarbeit konnte ich belegen, dass das Brustkrebsrisiko dramatisch sinkt, wenn die ovarielle Funktionsfähigkeit durch den Einsatz kleiner Dosen bioidentischer Hormone, die eine Schlüsselfunktion einnehmen, wiederhergestellt wird. Dasselbe gilt auch für Herzerkrankungen. Ich sah, dass es möglich war, das Risiko von Geburtsschäden bei Babys älterer Mütter in gleicher Weise zu senken. Ich fand heraus, dass die Eierstöcke einen großen Anteil am gesamten Wohlbefinden einer Frau haben und dazu beitragen, dass alle anderen Organe ebenfalls ihre Funktion erfüllen. Im Gegensatz zum Verlust des Appendix, des Wurmfortsatzes, der gemeinhin als Blinddarm bezeichnet wird, spürt man es, wenn die Eierstöcke nicht mehr arbeiten. Sie sind nicht einfach nur Reproduktionsorgane, sie sind vielmehr lebenswichtige Organe, die das Wohlbefinden eines jeden anderen Organs im weiblichen

Körper beeinflussen und daher für die Gesamtgesundheit von maßgeblicher Bedeutung sind. Wir verdienen es, darüber Bescheid zu wissen.

Ich hoffe, dieses Buch hilft Ihnen zu erkennen, dass die Menopause nur dann verhindert werden kann, wenn Sie und Ihr Arzt (siehe Kapitel 2) gemeinsam auf dieses Ziel hinarbeiten. Er muss wissen, wie er Sie bei der Regulierung Ihrer Ovarialfunktion unterstützen kann und welche Medikamente diese Bemühungen wieder zunichtemachen können.

Zur Regulierung der Ovarialfunktion sind nur sehr geringe Hormonmengen nötig. Ich weiß, dass Hormone seit ein paar Jahren in einem schlechten Ruf stehen, vor allem aufgrund der Ergebnisse der amerikanischen *Women's Health Initiative* (WHI, zu deutsch etwa „Initiative für Frauengesundheit", Anm. d. Übers.). Wie Sie in Kapitel 6 erfahren werden, wurde *durch die in der WHI-Studie angewandte Hormonersatz-Therapie (HET) die Eigenproduktion von Hormonen in den Eierstöcken gar nicht wieder in Gang gesetzt, geschweige denn, dass die übliche HET überhaupt auf die Eierstöcke ausgerichtet war.* Dieser Irrtum ist weit verbreitet. Die Hormone, die den Frauen in der Studie verabreicht wurden und die seit einem halben Jahrhundert als Standard gelten, führten zu einem Hormonstatus, den es bei einer Frau in ihrem ganzen Leben normalerweise gar nicht gibt, weder vor noch nach der Menopause. Wenn Sie das Ziel der WHI verstehen und wie und warum bestimmte Hormone eingesetzt wurden, werden Sie auch verstehen, warum dieser klinische Versuch gescheitert ist.

Viele Menschen schrecken vor dem Gedanken zurück, an ihren Hormonen „herumzupfuschen". Tatsache ist aber, dass es gar nicht um ein „Herumpfuschen" geht, sondern nur darum, zu ersetzen, was die Eierstöcke sowieso immer selbst produziert haben. Die geringen eingesetzten Mengen sind absolut sicher, und diese Art von Behandlung ist auch nichts anderes als das, was Ärzte täglich tun, um jedem anderen Organ im Körper wieder zu seiner optimalen Funktionsfähigkeit zu verhelfen. Sie werden sehen, dass es nichts zu befürchten gibt.

Ich bin Ingenieurin mit den Spezialgebieten Bio-Medizin und Elektrotechnik und sehr erfahren in der medizinischen Forschung. Ich halte zwei US Patente, eines auf die neuartige Gestaltung eines Vaginalspekulums (gynäkologisches Untersuchungsinstrument) und eines auf ein speziell für Frauen entworfenes Urinsammelgefäß. Ich entdeckte eine wichtige Wechselwirkung zwischen den Wirkstoffen Esomeprazol (*Nexium mups®*) und

Testosteron. Meine Ergebnisse wurden im Mai 2004 in einer Fallstudie in der Fachzeitschrift *The American Journal of Medical Sciences* veröffentlicht. Im August 2003 richtete ich eine Petition an die amerikanische Gesundheitsbehörde FDA, die eine Änderung der Etiketten auf Hormonpräparaten zum Ziel hatte. Der Petition wurde im September 2004 stattgegeben.

Darüber hinaus bin ich auch Ehefrau und Mutter. Ich schrieb dieses Buch sowohl im Interesse meiner Kinder, als auch in meinem eigenen. Sie sollen eine bessere Zukunft haben. Gemeinsam können wir die Zukunft für unsere Kinder und für uns verbessern.

Je besser wir unseren Körper kennen, desto besser sind wir für seine Gesunderhaltung gerüstet.

1. Kapitel: Denken wir um

Wenn man sich mit dem Thema Menopause beschäftigt, dann spielt der richtige gedankliche Rahmen eine große Rolle. Für mich war es am wichtigsten zu verstehen, was in meinem Körper vor sich ging, und was, wenn überhaupt, ich tun konnte. Anfangs nahm ich wie alle anderen an, dass die Menopause unvermeidlich sei und dass ich mich schon damit abfinden würde. Als es dann so weit war, merkte ich, dass das Versagen der Eierstöcke einen immensen Tribut vom gesamten Körper fordert und dass der weibliche Körper mit funktionierenden Ovarien am leistungsfähigsten ist. Schnell wurde mir klar, dass die Menopause verhindert werden musste.

Der April 2003 markierte den Beginn eines Weges, den zu gehen ich mir niemals hätte vorstellen können, und eines Lebens, das niemals mehr so sein würde, wie ich es bisher kannte. Die Beziehung zu meinem Mann hatte sich dramatisch verschlechtert, genauso wie das Verhältnis zu meinen vier Kindern. Vorbei war die ungezwungene Hingabe, die ich meinem Mann entgegenbrachte, und vorbei war auch die Freude, die ich empfand, wenn ich meine Kinder nur ansah. Ich war 43 Jahre alt und am Ende. Ich fragte mich, wie mein Mann mir so treu ergeben sein konnte, wenn ich doch gar keine Geduld mehr mit ihm hatte. Ich fragte mich, wie ich so viele Kinder erziehen sollte, wenn ich mich fast ständig überfordert fühlte und mich nicht einmal mehr darüber freuen konnte, im selben Raum mit ihnen zu sein. Ich fühlte mich von meinem Leben abgeschnitten. Ich vermisste meinen Mann und meine Kinder, auch wenn sie direkt vor mir standen. Ich dachte, ich würde verrückt.

An eine Nacht erinnere ich mich ganz besonders. Ich saß auf der Bettkante und mir wurde bewusst, dass ich seit zwei Monaten nicht mehr mit meinem Mann schlafen konnte. Mir war aufgefallen, dass meine sexuelle Reaktionsfähigkeit seit etwa sechs Monaten abnahm; doch in den letzten beiden Monaten hatte ich auf keinerlei sexuelle Reize mehr reagieren können. Ich machte einen Termin bei meiner Gynäkologin, um herauszufinden, was mit mir los war. Verschiedene Bluttests ergaben, dass sich meine Eierstöcke im „Ruhezustand" befanden und möglicherweise auch nicht mehr aktiv werden würden. „Ruhende" Eierstöcke sind gekennzeichnet durch Zeiten mit geringer oder fehlender Funktion, in denen die Hormonspiegel sehr niedrig sind, die zwischendurch von Zeiten mit normaler Funktion abgelöst werden.[1] Die Gynäkologin erklärte mir, dass ich innerhalb der nächsten zehn Jahre jederzeit mit der Menopause und den damit einhergehenden Wechseljahren rechnen müsste. Dann bot sie mir ein Östrogenpflaster (mit Östradiol) an. Zur Verbesserung meiner sexuellen Reaktionsfähigkeit schlug sie mir die zusätzliche Einnahme von Testosteron vor. Ich hatte keine Ahnung, was Östradiol war. Ich fragte, warum sie mir nicht die Östrogenpille *Premarin*™ (in Deutschland bekannt als *Presomen*®) verschrieb, die die *Women's Health Initiative* einsetzte. Sie sah mich erstaunt an und sagte: „Warum etwas wegnehmen, wenn Sie es nur zurückgeben müssen?" Ich war in Eile, wie sie auch, und so konnte ich nicht nach einer Erklärung für diese geheimnisvolle Antwort fragen.

Ich fuhr nach Hause, klebte mein Pflaster auf und begann, den Übergang in die Menopause zu ergründen. In kürzester Zeit fühlte ich mich wieder „in Stimmung" und rief meinen Mann von der Arbeit nach Hause, um die gute Nachricht zu feiern. Dieses kleine Pflaster funktionierte! Zwei Tage lang sonnten wir uns in der Wonne, miteinander zu schlafen. Dann verschwand meine Reaktionsfähigkeit auf unerklärliche Weise wieder. Wie konnte das sein? Wie grausam! Wie war es möglich, dass ein Pflaster zwei Tage lang funktionierte und dann nicht mehr? Ich war verzweifelt. Ich wünschte mir so sehnlich mein Leben zurück.

Also zog ich los, kaufte mehrere Bücher über die Menopause und las sie, so schnell ich konnte. Die Bücher behaupteten, dass alles, was ich gerade durchmachte, zu einem natürlichen und normalen Prozess gehörte, auf den mein Körper sich einstellen würde. Ich würde wieder die Alte sein. Also wartete ich darauf, dass genau das geschah. Meine Periode war seit fast drei Monaten ausgeblieben. Ich hatte mich verändert – nicht gerade zu meinem Besten –, und meine ganze Familie hatte darunter zu leiden. Ich suchte nach Antworten und fand keine. Wenn ich nur einen normalen Menstruationszyklus hätte, würde ich mich wieder gut fühlen, dachte ich. Nicht dass ich die Blutungen an sich vermisste, aber ich wusste aus Erfahrung, dass es mir nach meiner Periode immer besser ging. Ich wollte einfach, dass es mir besser ging. Ich wollte mein Leben zurück. Ich wollte wieder fühlen können, wenn mein Mann mich berührte, und ich wollte den Geruch seiner Haut genießen. Ich wollte das Bettgeflüster, das mir jetzt entging. Der Gedanke, dass wir kein Liebespaar mehr waren, machte mich fertig; wir würden schließlich einfach nur noch ein Zimmer miteinander teilen, mehr nicht. Die Vorstellung, dass wir, wenn wir zusammenblieben, ein Leben ohne den Zauber der Intimität führen müssten, trieb mir die Tränen in die Augen. Ich konnte keinen Frieden finden. Nichts konnte mich trösten. Ich brauchte Antworten. Mein Leben brach buchstäblich auseinander. Wie konnte das bloß „normal" oder „natürlich" sein? Ich kam mit den Wechseljahren überhaupt nicht zurecht.

Ich ging erneut in die Buchhandlung und kaufte noch mehr Bücher von bekannten und renommierten Autoren. Ein kleines Vermögen gab ich für Bücher aus! Dennoch konnte ich die Antworten nicht finden, nach denen ich suchte. Es sollte mir doch eigentlich gut gehen. Diese Autoren, alles hochangesehene Ärzte, schrieben, ich würde mich rechtzeitig anpassen, und meine sexuelle Reaktionsfähigkeit käme wieder zurück. In der Zwischenzeit trug ich pflichtschuldigst mein Östrogenpflaster – doch körperliche Liebe war immer noch nicht möglich. Was ging da vor? Ich konsultierte meinen Internisten, einen einfühlsamen Arzt mit großem Wissen, doch er hatte auch keine Antworten. Vielleicht stand ich unter Stress; vielleicht lag es an den Kindern oder dem anspruchsvollen Arbeitsplan meines Mannes; vielleicht würde es einfach noch dauern. Um meinem Mann nahe bleiben zu können, brauchte ich wenigstens zeitweise die sexuelle Verbindung. Ich war so einsam. Ich war abgestumpft – mein ganzes Leben bestand nur noch aus Alltag.

Die Monate vergingen, und ich fühlte mich elend. Meine ganze Familie fühlte sich elend. Mein Mann war besorgt und tat wirklich alles Erdenkliche, um mich zu unterstützen. Dennoch, direkt vor meinen eigenen Augen, entglitt mir mein Leben, und ich hatte nicht die Kraft, es aufzuhalten. Das kleine Pflaster brachte mir gar nichts, soweit ich das beurteilen konnte. Ich kaufte noch mehr Bücher über die Menopause und begann ein

Muster zu entdecken. Diese Ärzte waren nichts weiter als Animateure, Schwätzer, die gebetsmühlenartig ihr Programm herunterspulten. Die Bücher wiederholten dieselben Gemeinplätze immer wieder: Ich würde zur Einsicht gelangen, die Intimität würde wiederkehren und das Leben wieder normal werden. Was also war bei mir anders? Warum veränderte sich nichts zum Besseren? Meine Brüste schmerzten und stachen, meine Haut war trocken und mein Geist war benebelt. Mein ganzes Leben überforderte mich total.

Zu der Zeit verfolgte ich regelmäßig Berichte über Probleme der WHI-Studie in den Nachrichten. Darin wurde behauptet, dass durch die Hormonersatz-Therapie (HET) die Anzahl der Fälle von Brustkrebs und Herzerkrankungen sogar stieg, wenn auch nur leicht. Es wurde auch behauptet, dass weder die Lebensqualität noch die sexuelle Reaktionsfähigkeit durch die übliche HET verbessert würden. Der Gedanke, dass mein Leben durch die Einnahme von Hormonen nicht verbessert, sondern sogar noch verschlechtert werden könnte, ließ mich verzweifeln. Bei jedem neuen Bericht über eine weitere negative Wirkung der gängigen HET fühlte ich mich buchstäblich krank. Ich steckte nicht nur in einem Leben fest, aus dem kein Entkommen in Sicht war; mir wurde auch noch durch wichtige klinische Studien bestätigt, welche finstere Zukunft mir, meinem Mann und meinen Kindern bevorstand. Ich würde mir andere Frauen in den Vierzigern, Fünfzigern, Sechzigern und Siebzigern anschauen, Frauen, die keine Probleme mit den Wechseljahren hatten, und mich fragen, warum ich so ein Jammerlappen war.

Es erübrigt sich zu erwähnen, dass die Bücher über die Menopause nicht weiterhalfen. Ich verstand kaum, wie die Eierstöcke arbeiteten, und warum einige Frauen früher in „den Wechsel" kamen oder besser damit fertig wurden als andere. Ich erinnere mich an eine TV-Sendung mit dem Titel „Die Libido". Hier wurde noch einmal bestätigt, dass Sex in der Menopause möglich sei und nichts mit der Funktion der Eierstöcke zu tun habe. Warum bloß nicht bei mir? Mein Mann sah die Sendung mit mir an und hielt mich fest im Arm, als ich über den Verlust eines geheiligten Teils unserer Ehe weinte. Er kam besser damit zurecht als ich, aber ich konnte die Trauer in seinem Gesicht sehen, und das brach mir das Herz.

Nichts von all dem ergab einen Sinn. Wenn die Menopause lediglich das Ende der Fortpflanzungsfähigkeit sein soll, warum führt sie dann zu einem vollständigen Versagen der Eierstöcke? Warum produzieren die Eierstöcke nicht weiter Hormone, aber eben ohne fruchtbar zu sein? Weil die Menopause eine totale Insuffizienz der Eierstöcke bedeutet, ein komplettes Organversagen. Wenn es also so gedacht ist, dass die Eierstöcke in der Mitte des Lebens ihre Funktion einstellen, manchmal so abrupt wie meine, dann wäre es doch nur sinnvoll, wenn mein Körper sich auf diesen Wechsel einstellen und normal weiter funktionieren würde. Doch anstatt sich anzupassen, versinkt der Körper – mein Körper – in einem „ovariellen Hormondefizit". Jedes Organsystem wird davon negativ beeinflusst, wie das erhöhte Risiko an Krebs, Herz-Kreislauf-Erkrankungen oder Osteoporose zu erkranken, belegt. Es ergibt keinen Sinn, dass die Östrogenmenge im Brustgewebe nach der Menopause etwa genauso hoch ist wie davor. Denn wie kann Östrogen vor Darmkrebs schützen, aber Brustkrebs verursachen? Wenn sich die Sexualität nach dem Ovarialversagen angeblich nicht verändert, warum gibt es dann so viele Bücher über Sexualität nach der Menopause? Warum gibt es keine Bücher über Sexualität nach dem Versagen der Hoden? Ist das sexistisch oder realistisch? Warum produziert ein Eierstock doppelt so viel Testosteron wie Östrogen? Ich hatte so viele Fragen und nur sehr wenige Antworten.

Am wichtigsten war mir die Erhaltung meiner Gesundheit. Wenn Hormone nicht die Lösung waren, was war es dann? Die Berichte über die *Women's Health Initiative* bestätigten, dass Frauen mit zunehmendem Alter unter der üblichen HET gesundheitliche Probleme bekommen. Wenn diese Hormonersatz-Therapie also keine Lösung war, funktionierte dann eine andere? Ich fand zwei kleinere Studien der amerikanischen Gesundheitsbehörde NHI (*National Health Institute*) mit Primaten, die zeigten, dass das Risiko an Brustkrebs zu erkranken, verhindert oder zumindest deutlich reduziert werden konnte, wenn sich die Ovarialhormone im Gleichgewicht befanden. [2, 3] Wenn das stimmt, wo sind dann die größeren Studien, die eine solch wichtige Erkenntnis bestätigen würden? Wenn Brustkrebs bei Primaten verhindert werden kann, dann sollte man Studien mit Frauen durchführen. Wenn sich dann die Ergebnisse bestätigen ließen, sollte das dann nicht Standard der Vorsorge sein?

Ich begann mich damit zu beschäftigen, wie die Eierstöcke funktionieren und warum sie zu einem so frühen Zeitpunkt im Leben bereits ihren „Dienst quittieren". Erstaunlicherweise fand ich heraus, dass so etwas eigentlich gar nicht vorgesehen ist; sie stellen ihre Funktion vielmehr deshalb ein, weil ihr Vorrat an Eizellen (Follikeln) erschöpft ist. Beobachtende Studien zeigen, dass der Zeitpunkt, an dem alle Follikel „aufgebraucht" sind, sowohl positiv als auch negativ beeinflusst werden kann. Die Belastungen, denen unsere Eierstöcke ausgesetzt sind, wirken sich auf die Geschwindigkeit aus, mit der das Kontingent an Follikeln verbraucht wird. Ich glaube nicht, dass mein Körper je mit einem Versagen seiner Eierstöcke gerechnet hat. Viel logischer und natürlicher wäre doch, dass die Fruchtbarkeit der Frau mit zunehmendem Alter abnimmt und die Eierstöcke ihre Arbeit im hohen Alter verlangsamen, aber niemals einstellen. Doch ob der Körper einer Frau es erwartet oder nicht, wenn keine Eizellen mehr vorhanden sind, die Zyklus für Zyklus heranreifen können, dann hören auch die Eierstöcke auf, zu arbeiten. Da wir Frauen inzwischen eine Lebenserwartung von 80 Jahren und darüber hinaus haben, liegt es also an uns, die Funktionsfähigkeit unserer Eierstöcke zu verlängern und unserer Lebenserwartung anzupassen. Die moderne Medizin hat es den Frauen ermöglicht, selbst zu bestimmen, wann sie Kinder haben möchten. Es ist an der Zeit, dass sie den Frauen auch ein Selbstbestimmungsrecht darüber einräumt, wann und ob sie überhaupt in die Menopause kommen möchten. Jedes andere Organversagen wird mit lebensverlängernden Maßnahmen behandelt, warum also nicht auch die Eierstöcke?

Den Frauen wird von jeher erzählt, dass die Menopause unvermeidlich sei. Gemeinsam können wir dafür sorgen, dass das nicht so bleibt; das heißt, dass wir sie nicht länger als unvermeidlich werden akzeptieren müssen. Dies kann jedoch nur Wirklichkeit werden, wenn wir alle gemeinsam an diesem Ziel arbeiten. Es ist an der Zeit, dass wir anfangen, anders über die Menopause zu denken.

Die wichtigsten Punkte dieses Kapitels:

✔ Durch die Insuffizienz der Eierstöcke verändert sich unser Denken und Fühlen.

✔ Das Versagen der Eierstöcke beeinflusst den gesamten Körper negativ.

✔ Heutzutage leben Frauen länger als ihre Eierstöcke.

✔ Die amerikanische *Women's Health Initiative* hat gezeigt, dass die übliche Hormonersatz-Therapie (HET) gesundheitsschädlich ist.

✔ Frauen sollten selbst wählen können, ob und wann sie in die Menopause kommen.

2. Kapitel: Eine gemeinsame Sprache und ein gemeinsames Ziel

Die Art unserer Kommunikation bestimmt die Art unseres Denkens. Wenn wir unser Denken verändern wollen, müssen wir zuerst sicherstellen, dass wir alle auf dieselbe Weise kommunizieren. Alle, wir Frauen und unsere Ärzte, müssen dieselben Worte gebrauchen und dasselbe damit ausdrücken wollen. Ärzte sprechen von männlichen und weiblichen Hormonen, von freien Hormonspiegeln und solchen, die den gesamten Hormonstatus betreffen; Pharmafirmen sprechen von natürlichen, synthetischen und bioidentischen Hormonen, und jeder definiert die Menopause auf seine ganz persönliche Weise. Es gibt Dutzende Bücher und Artikel, und alle beschreiben mit eigenen, leicht unterschiedlichen Worten im Wesentlichen dasselbe. Solange wir uns nicht auf einen gemeinsamen Wortschatz einigen, wird es uns auch nicht gelingen, uns auf ein gemeinsames Ziel zu einigen.

Wenn wir verstehen wollen, warum die Leistungsfähigkeit unserer Eierstöcke bis ins hohe Alter erhalten bleiben sollte und wie viel besser das für die Gesundheit wäre, müssen wir erst einmal verstehen, welche Hormone in den Ovarien produziert werden und für welche Art von Gleichgewicht sie sorgen. Wir müssen wissen, dass die zurzeit angebotene Hormonersatz-Therapie (HET) sich im Ergebnis sehr von dem Gleichgewicht unterscheidet, das funktionierende Eierstöcke gewährleisten. Die HET ist ein dehnbarer Begriff, der die vielen unterschiedlichen Möglichkeiten der Verabreichung von Ovarialhormonen beschreibt, in der Hoffnung, dass damit ein Status erreicht werden kann, der dem vor der Menopause möglichst *ähnlich* ist. Leider gibt es keine verbindlichen Standards, sodass die einzelnen Ärzte und die Frauen selbst ihre eigenen Behandlungspläne aufstellen müssen, oft mit enttäuschenden Ergebnissen (mehr dazu in Kapitel 6).

Was sind Hormone?

Hormone sind chemische Botenstoffe des Körpers. Die Form des Hormons, genau genommen die Form des Moleküls, bestimmt die Botschaft, für die es zuständig ist. Wie ein Schlüssel in ein Schloss passt, so verbindet sich ein Hormon mit einem passenden Rezeptor. Die Stärke eines Hormons richtet sich danach, wie gut es in seinen Rezeptor passt. Nachdem beide sich verbunden haben, faltet sich der Rezeptor um das Hormon und verändert seine Form. Diese neue Form bestimmt die Wirkungsdauer. Östradiol zum Beispiel ist ein Langzeithormon und wird daher nur in sehr kleinen Mengen im Körper gebildet. Progesteron ist dagegen ein kurzzeitig wirkendes Hormon; davon wird etwa hundert Mal mehr gebildet als von Östradiol, dem stärksten des von den Eierstöcken produzierten Östrogens.

Was sind Östrogene?

Jedes Hormon, das sich an einen Östrogenrezeptor anlagern und eine Reaktion hervorrufen kann, wird als Östrogen-Agonist bezeichnet. Ein Östrogen hat entweder eine schwache oder eine starke Wirkung, je nachdem, wie lange die Reaktion dauert und wie fest es an den Rezeptor gebunden ist.

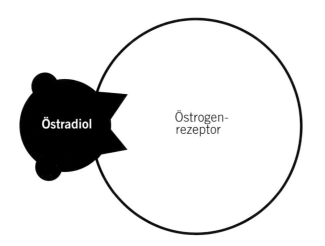

Abbildung 1:
Östradiol und sein Rezeptor

Wenn man ein Hormon als Östrogen bezeichnet, wird damit nicht seine Wirkung auf den Körper beschrieben. Das Hormonderivat *Tamoxifen*™ (in Deutschland unter den Handelsnamen *Novaldex*®, *Istubal*® und *Valodex*® erhältlich; Anm. d. Übers.) ist sehr wirksam bei der Behandlung von Brustkrebs, denn es bindet sich mit größerer Wahrscheinlichkeit an die Östrogenrezeptoren als das vom Körper selbst gebildete Östrogen. *Tamoxifen* verhindert daher, dass sich körpereigenes Östrogen an den Rezeptor bindet. An den Rezeptor gebundenes *Tamoxifen* zeigt nur eine sehr schwache Reaktion und verhindert somit das Zellwachstum, das durch körpereigenes Östrogen stimuliert worden wäre. Ein weiteres vom Körper gebildetes Östrogen ist das Östron. Es ist wie *Tamoxifen* ein sehr schwaches und um viele Male weniger wirksames Östrogen als Östradiol. Dann gibt es noch das Östriol, ein noch schwächeres Östrogen. Östradiol, Östron, Östriol und das Hormonderivat *Tamoxifen* sind alles ähnliche Stoffe, da sie sich an Östrogenrezeptoren binden. Sie verursachen aber sehr unterschiedliche Reaktionen und werden zu ganz verschiedenen Zwecken eingesetzt.

Wie Östradiol gebildet wird

Östradiol wird durch ein Enzym namens Aromatase direkt aus Testosteron hergestellt. Es entsteht in einem sich entwickelnden Follikel im Eierstock, wird aber auch von den Nebennieren und im Fettgewebe gebildet. Zunächst entsteht das Testosteron an der Außenseite der Eizelle; eine geringe Menge davon wird in Östradiol umgewandelt. Dann werden beide Hormone in das Blut freigesetzt.[1]

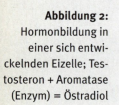

Abbildung 2: Hormonbildung in einer sich entwickelnden Eizelle; Testosteron + Aromatase (Enzym) = Östradiol

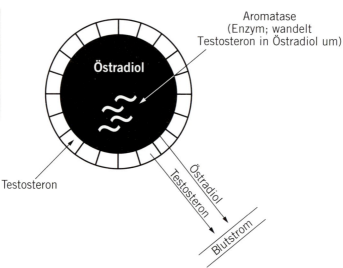

Bindung von Hormonen im Blut

Im Blut werden die Hormone entweder sehr fest an Bindungsproteine (Moleküle) gebunden oder sie befinden sich ungebunden und „frei" im Blutstrom. Gebundene Hormone werden als biologisch inaktiv erachtet, das heißt, sie haben keine Wirkung auf die Körperzellen. „Freie" oder biologisch aktive Hormone stehen dem Körper hingegen zur Verfügung. Jedes Hormon kommt in extrem kleinen Mengen in „freier" Form im Blut vor. Der „gesamte" Spiegel eines Hormons setzt sich aus der Summe der „freien" und „gebundenen" Mengen zusammen. Die folgende Abbildung 3 veranschaulicht die relativen Mengen von freien und gesamten Spiegeln der Ovarialhormone. Von besonderer Wichtigkeit ist der extrem geringe Prozentsatz an freiem Östradiol, freiem Testosteron und freiem Progesteron. Mit anderen Worten: Gesamthormonspiegel = freie + gebundene Hormone.

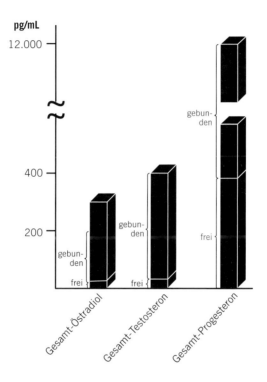

Abbildung 3:
Freie und Gesamtspiegel von Ovarialhormonen (pg/ml = Picogramm pro Milliliter)

Die Menge an freiem Hormon ist von Bedeutung, da es der biologisch aktive Teil ist, also der Teil, der die Dinge in Gang setzt. Östradiol und Testosteron werden an dasselbe Molekül, das Sexualhormon-bindende Globulin oder kurz SHBG, gebunden (siehe Abb. 4). SHBG wird in der Leber gebildet, seine Produktion wird von steigenden Östradiol- und Testosteronspiegeln unterschiedlich beeinflusst. Wird in der Leber ein stark ansteigender Östradiolspiegel registriert, zum Beispiel durch die Einnahme einer Östrogenpille, wird die Produktion von SHBG erhöht. Bei einem stark ansteigenden Testosteronspiegel, zum Beispiel durch eine Testosteronpille, produziert die Leber weniger SHBG. Auf eine langsamere Aufnahme von

Östradiol über die Haut, zum Beispiel über ein Pflaster, eine Creme oder ein Gel, reagiert die Leber schwächer und der SHBG-Spiegel steigt, wenn überhaupt, nur leicht an. Dasselbe gilt umgekehrt für eine langsamere Aufnahme von Testosteron über die Haut durch ein Pflaster, eine Creme oder ein Gel. Auch hier kommt es nur zu einer geringfügigen Reaktion der Leber und der SHBG-Spiegel sinkt, wenn überhaupt, nur leicht ab. Ein wichtiger Vorteil der Einschleusung von Hormonen über die Haut ist daher die direkte Absorption unter Umgehung der Leber. Außerdem wird durch diese so genannte perkutane Anwendung von Östrogen und Testosteron der Triglyzeridspiegel nicht erhöht, der einen Risikofaktor für Herzerkrankungen darstellt. Die Menge von SHBG spielt eine wichtige Rolle, da höhere SHBG-Spiegel die Menge an freiem Östradiol und freiem Testosteron im Blut verringern.

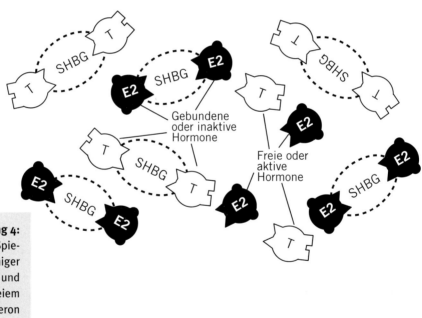

Abbildung 4: Höhere SHBG-Spiegel führen zu weniger freiem Östradiol und weniger freiem Testosteron

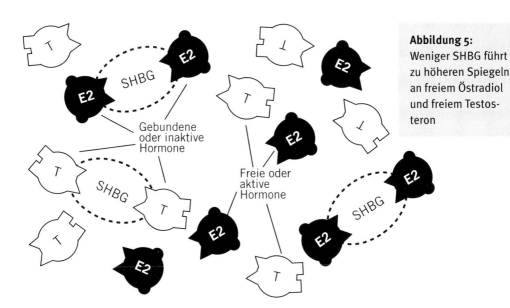

Abbildung 5:
Weniger SHBG führt zu höheren Spiegeln an freiem Östradiol und freiem Testosteron

Hormonpräparate

Um die Menopause zu vermeiden oder um einen ausgeglichenen ovariellen Hormonstatus wiederherzustellen, wären Hormonpräparate notwendig, die Östradiol, Testosteron oder Progesteron oder eine Kombination dieser Hormone enthalten. Zum besseren Verständnis einer Behandlung, die der Gesundheit unserer Eierstöcke dient, sollte vorausgesetzt werden können, dass alle Beteiligten dasselbe Produkt mit demselben Namen bezeichnen. Dass dem nicht so ist, zeigt die folgende Liste mit den verschiedenen gängigen Bezeichnungen für die in den Eierstöcken produzierten Hormone.

Östradiol:	*Testosteron:*	*Progesteron:*
1. Östradiol	1. Testosteron	1. Progesteron
2. 17beta-Östradiol	2. T	2. P4
3. 17-Östradiol	3. Testosteron USP	3. Progesteron USP
4. E2		
5. Östradiol USP		
6. Östrogen		

Wodurch unterscheiden sich synthetische, natürliche, bioidentische und patentrechtlich geschützte Hormone?

Oft werden Hormone als natürlich vermarktet, wodurch der Anschein erweckt wird, sie seien besser als synthetische. Es reicht aber *nicht* aus, ein Hormonpräparat als natürlich oder synthetisch zu bezeichnen, da sich daraus nicht ableiten lässt, was man von ihm erwarten kann. Die Wirksamkeit eines Hormons wird nur durch seine chemische Struktur bestimmt, *nicht durch seine Herkunft*. Am *wirksamsten* sind daher *bioidentische* (auch naturidentische oder körperidentische) Hormone, die *exakte* Kopien der körpereigenen Hormone sind. Mit Ausnahme einiger weniger bioidentischen Hormone, die aus Urin (Abb. 6) gewonnen werden, werden sie alle im Labor hergestellt und sind oft pflanzlichen Ursprungs. Es kommt darauf an, sie in den vom Körper selbst produzierten Mengen einzusetzen, um damit so exakt wie möglich dieselbe Wirkung zu erzielen. Da bioidentische Hormone eine exakte Nachbildung der vom Körper selbst produzierten Hormone sind, kommt es nur selten, wenn überhaupt, zu Nebenwirkungen.

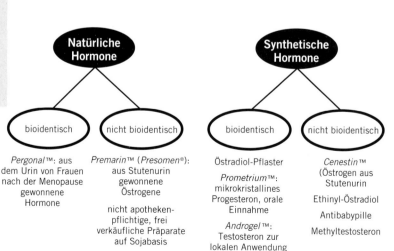

Abbildung 6: Beispiele für natürliche, synthetische und patentierte Hormone

Die Pharmafirmen wissen all das. Die Entwicklung beginnt mit einem bioidentischen Hormon, das dieselbe Molekularstruktur wie das körpereigene hat. Dann wird es so geringfügig wie möglich, aber gerade so weit verändert, dass es patentiert werden kann. Dieses Hormon ersetzt dann das bioidentische; seine Wirkung ist zwar *ähnlich*, aber eben *nicht dieselbe*, und es hat meist Nebenwirkungen, da es nicht genau dem vom Körper selbst hergestellten Hormon entspricht. Mit dem Verkauf von patentrechtlich geschützten Hormonen, auf die sie ein Monopol haben, können Pharmafirmen natürlich wesentlich mehr Geld verdienen, denn diese können nicht von anderen Firmen vertrieben werden. Auch die Herstellung von Generika, also wirkstoffgleichen Kopien, ist siebzehn Jahre lang nicht möglich. Bioidentische Hormone selbst sind nicht patentfähig, lediglich das Verfahren zu ihrer Herstellung, und damit lässt sich natürlich viel weniger Geld verdienen.

Warum sollte man von einem Versagen der Eierstöcke sprechen und nicht von Menopause?

Das Wort Menopause leitet sich von einer griechischen Redewendung ab und bedeutet etwa „der letzte Monat steht bevor". Das Wort Menopause bedeutet also eigentlich, dass der letzte Monat, in dem die Eierstöcke ihre Funktion ausüben, gekommen ist, was wiederum heißen würde, dass die allerletzte Menstruation bevorsteht. Dementsprechend beschreibt das Wort Menopause also gar nicht die Funktion der Eierstöcke, sondern ihr Versagen. Der Begriff *Prä-Menopause* hat folgende Bedeutungen bekommen: Entweder a) die Zeit, in der der Menstruationszyklus unregelmäßig geworden ist, oder b) Symptome einer bevorstehenden Ovarialinsuffizienz werden beobachtet.

Die Begriffe Menopause und Prä-Menopause können auf die unterschiedlichste Weise benutzt werden und bedeuten immer etwas anderes. Ich denke, es ist eindeutiger und verständlicher, von einem Versagen oder einer Insuffizienz der Eierstöcke und nicht mehr funktionierenden Eierstöcken zu sprechen. Das mag drastisch erscheinen, kommt der Wahrheit aber viel näher. Wir verstehen uns gegenseitig wahrscheinlich viel besser – und unsere Ärzte können den Ernst unserer Lage eher nachvollziehen, wenn wir von nicht mehr funktionierenden Eierstöcken anstatt von Prä-Menopause sprechen. Der Gebrauch einer solch direkten Sprache ermutigt uns auch dazu, klarere und klügere Entscheidungen für uns selbst zu treffen.

Manchen Frauen lassen ihre Eierstöcke entfernen und andere nehmen Medikamente, die den Ovarien schaden, sodass sie ihre Funktion einstellen. Alle diese Frauen haben dieselben Symptome wie diejenigen, deren Eierstöcke schon versagt haben, nur dass die Symptome abrupter und weniger schleichend auftreten. Ein weiterer Begriff für die durch die Entfernung der Eierstöcke verursachte Menopause ist „operative Kastration" oder „operative Menopause". Stellen die Eierstöcke ihre Funktion aufgrund von Medikamenten ein, zum Beispiel durch eine Chemotherapie, so spricht man von „chemischer Kastration". Die Hormonspiegel nach der Menopause und nach einer „Kastration" sind identisch. Es ist in der Tat so, dass die Auswirkung der Menopause – ungeachtet ihrer Ursache – dieselbe ist wie die einer Kastration.

Ob die Eierstöcke durch Verletzung, Operation, medikamentöse Behandlung oder Organversagen ohne Einwirkung von außen insuffizient werden – es handelt sich immer um eine Kastration. Jede Frau, die länger lebt als ihre Eierstöcke, lebt bis zu ihrem Tod als Kastratin. Der Gedanke, dass man alle Männer über fünfzig Jahre kastrieren würde, ist ungeheuerlich. Doch dass alle Frauen ihr Leben als Kastratinnen beenden, wird nicht nur hingenommen, sondern auch noch von der Ärzteschaft unterstützt. Man erzählt ihnen, das sei eben ihr Los. Die Ärzte haben niemals wirklich versucht, die Funktion der Eierstöcke mit Ovarialhormonen wieder in Gang zu bringen. Obwohl das Ziel der *Women's Health Initiative* darin bestand, „Strategien zur Vorbeugung und Kontrolle von allgemeinen Ursachen der Morbidität und Mortalität zu erforschen" [2], wie Herzkrankheiten, Knochenschwund und Krebs, wurde die Studie als Hormonersatz-Therapie (HET) dargestellt, um Teilnehmerinnen zu akquirieren. Es klingt, als werde dadurch die Funktion der Eierstöcke ersetzt. Ein Vergleich der Hormonspiegel unter einer HET und in der Prä-Menopause zeigt jedoch, dass die HET überhaupt keinen Einfluss auf die Funktion der Eierstöcke hat. Sie arbeitet nur mit minimalen Mengen normaler Ovarialhormone und war niemals dafür konzipiert, die Funktion der Eierstöcke zu ersetzen (mehr dazu in Kapitel 6).

Die Ärzte erzählen den Frauen, dass die Menopause ein normaler und natürlicher Vorgang sei, was gleichbedeutend mit der Aussage ist, kastriert zu werden sei normal und natürlich. Sie raten den Frauen, sich damit abzufinden und weiterhin so zu leben, als seien sie nicht kastriert. Es ist an der Zeit, dass wir selbst und unsere Ärzte ehrlich mit uns sind. Wir sollten die Menopause endlich einer realistischen Betrachtungsweise unterziehen.

Die Hormone der Eierstöcke haben vielfältige Aufgaben

Die primär in den Eierstöcken gebildeten Hormone Testosteron, Progesteron und Östradiol unterstützen jedes Organsystem in seiner Funktion; insofern ist jedes Organ von einer Ovarialinsuffizienz betroffen. Die Eierstöcke leisten weitaus mehr als die bloße Bereitstellung von Eizellen für die Fortpflanzung sowie von Östradiol und Testosteron für die Sexualität; sie tragen in erheblichem Maße dazu bei, die Frau gesund zu erhalten. Östradiol wird seit Langem als weibliches, Testosteron als männliches Hormon bezeichnet. Doch in Wirklichkeit existiert eine solche Trennung nicht; Männer und Frauen produzieren lediglich unterschiedliche Mengen derselben Hormone.

Wie viele Organsysteme von den Hormonen der Eierstöcke beeinflusst werden, sieht man daran, wo überall im Körper sich Rezeptoren für Östrogen, Androgen (z.B. Testosteron) und Progesteron befinden. In der folgenden Tabelle werden einige Organsysteme genannt, deren optimale Funktion von Ovarialhormonen abhängt, und wie sie auf den Funktionsausfall der Eierstöcke reagieren.

Organsystem	Ovarialinsuffizienz
Brust	30-facher Anstieg von Brustkrebs [3], Verminderung des Brustfettgewebes, wodurch sie erschlafft; Empfindlichkeit und Erektion der Brustwarzen gehen verloren
Blutgefäße, Herzkrankheiten	Beschleunigter Elastizitätsverlust der Arterien [4], Bluthochdruck, deutlich erhöhtes Risiko für Herzerkrankungen [5], Herzklopfen [6], Hitzewallungen
Mund, Zähne	Mundtrockenheit, Zunahme von Zahnfleischerkrankungen, vermehrtes Risiko von Zahnverlust durch Osteoporose, abnormes Geschmacksempfinden, menopausale Zahnfäule, Zahnfleischschwund, Karies [7,8]
Haut	Beschleunigte degenerative Veränderungen, Verlust der Elastizität, zunehmende Faltenbildung, trockene Haut [3], Verlust der Berührungssensibilität, Kribbeln in Händen und Füßen
Gehirn	„Vernebeltes" Denken, Gedächtnisprobleme [10]
Gebärmutter	15-fache Zunahme von Gebärmutterkrebs nach Ovarialinsuffizienz [3]
Scheide, Klitoris	Elastizitätsverlust und Schrumpfung (kann zu Schmerzen beim Geschlechtsverkehr führen), vermehrtes Risiko von Vaginalfissuren (Schleimhautrisse), deutlicher Empfindlichkeitsverlust der Klitoris, deutlich verminderte sexuelle Reaktionsfähigkeit (Stimulation und Orgasmus) [11,12], Anorgasmie (Unfähigkeit zum Orgasmus zu kommen) [12]
Speiseröhre	Vermehrtes Sodbrennen
Magen-Darm-Trakt	Vermehrte Blähungen [13] bei 2/3 der Frauen
Leber	Erhöhung von Cholesterin und anderen Fetten
Knochen	Knochenschwund bei allen Frauen in unterschiedlichen Graden; Osteoporose als Risikofaktor für Zahnfleischerkrankungen [14], vermehrte Gelenkschmerzen
Augen, Ohren	Trockene Augen, Ohrgeräusche (Tinnitus), Schwindel
Blase, Harnröhre	Schrumpfen von Blase und Harnleiter, Inkontinenz, häufigeres Wasserlassen
Stoffwechsel, Fettverteilung	Gewichtszunahme, verlangsamter Stoffwechsel [15], Schilddrüsenunterfunktion, Neuverteilung von Fett im Bauchbereich [16], verminderte Ansprechbarkeit auf Insulin

Organsystem	Ovarialinsuffizienz
Muskel	Verminderter Muskeltonus und verminderte Muskelkraft [17, 18]
Schlaf	Schlaflosigkeit bei 50 Prozent der Frauen über 50 Jahre, vermehrtes Auftreten von Atemstörungen während des Schlafes (Schlaf-Apnoe) [19, 20], vermehrtes Schnarchen [21]
Haare, Nägel	Haarausfall, auch im Genitalbereich, vermehrte Gesichtsbehaarung, brüchige Fingernägel
Nervensystem	Angstzustände, Stimmungsschwankungen, Depressionen

Tabelle 1: Einfluss der Ovarialinsuffizienz auf die Körperorgane

Alle Organsysteme werden durch die in den Eierstöcken gebildeten Hormone in ihrer Funktion unterstützt. Daraus folgt, dass das Versagen der Eierstöcke jedes Organ negativ beeinflusst.

Außer den drei normalerweise mit den Eierstöcken assoziierten Hormonarten Östrogen, Androgen und Progesteron gibt es noch viele andere. So bilden die Eierstöcke auch Hormone, die mit dem Gehirn in Verbindung stehen. Zudem werden in der ersten Hälfte des Menstruationszyklus, also vor dem Eisprung (Ovulation), andere Hormone gebildet als in der zweiten Hälfte des Zyklus, nach der Ovulation. Aus mehreren kleinen Studien geht hervor, dass Frauen, die in der zweiten Hälfte ihres Menstruationszyklus an Brustkrebs operiert werden, geringfügig höhere Überlebensraten zeigen, als diejenigen, deren Operation in die erste Zyklushälfte fällt. [22, 23] Das kann am Progesteron liegen; es kann aber auch mit den in der zweiten Zyklushälfte gebildeten Hormonen zu tun haben. Solche Studien werfen interessante Fragen auf, und wir hoffen, dass wir künftig durch eine größere Anzahl weiterer Studien dieser Art noch mehr Antworten bekommen werden.

Der Einfluss funktionierender Eierstöcke auf den ganzen Körper zeigt sich zum Beispiel auch daran, wie Frauen durch die entsprechenden Hormone vor Herzerkrankungen geschützt werden. Wenn die Eierstöcke langsam insuffizient werden, bilden sie zunehmend weniger Hormone, bis sie schließlich nach dem völligen Versagen die Produktion ganz einstellen. Anhand von Studien kann man zeigen, dass zeitgleich mit dem Abfall der

Hormonspiegel die Plaquebildung in den Arterien zunimmt. [24, 25, 26] Interessanterweise bilden die Hoden dieselben Hormone, jedoch weniger als die Eierstöcke. Dies legt den Verdacht nahe, dass ein Mangel an Ovarialhormonen zur Entwicklung von Herzerkrankungen beitragen kann und bietet eine Erklärung dafür, warum Männer im Durchschnitt etwa zehn Jahre früher herzkrank werden als Frauen. Auch hier können nur weitere Studien die entsprechenden Antworten liefern.

Der Menopause vorzubeugen heißt, die Insuffizienz der Eierstöcke zu verhindern. In diesem Bemühen müssen wir zusammenarbeiten, dieselbe Sprache sprechen und dieselben Ziele verfolgen. Wir müssen unser Handeln und den Grund für unser Handeln verstehen. Die Eierstöcke werden als Organe unterschätzt; doch sie leisten einen großen Beitrag zum gesamten Wohlbefinden der Frau. Daher sollten sich die Behandlungsangebote darauf konzentrieren, die Funktionsfähigkeit der Eierstöcke so lange wie möglich zu erhalten. Die Menopause ist so drastisch wie eine Kastration, denn sie *ist* eine Kastration. Wir müssen alles daransetzen, damit die Generation von heute die letzte ist, die unter dem Versagen ihrer Eierstöcke zu leiden hat, und damit die Menopause künftig nicht mehr unausweichlich ist.

Die wichtigsten Punkte dieses Kapitels:

✔ Wir können unser Ziel, den Funktionsverlust der Eierstöcke zu verhindern, nur dann erreichen, wenn Ärzte und Frauen dieselbe Sprache sprechen.

✔ Die meisten Hormone im Blut sind inaktiv oder „gebunden".

✔ Nur der „freie" Anteil am gesamten Hormonstatus wirkt auf die Körperzellen.

✔ Wenn Sie die Wahl haben, entscheiden Sie sich *immer* für *bio-identische Hormone*, da sie den körpereigenen Hormonen 1:1 entsprechen.

✔ Die Spiegel der Hormone und ihr Verhältnis zueinander sind vor und nach dem Ovarialversagen sehr unterschiedlich.

✔ Der ganze Körper wird von den Eierstockhormonen Östrogen, Androgen (z.B. Testosteron) und Progesteron positiv beeinflusst, und ihr Verlust kann ein Hauptgrund für den Zusammenhang zwischen dem Auftreten von Herzerkrankungen und dem Nachlassen der Ovarialfunktion sein.

✔ Unter Menopause versteht man die Insuffizienz der Eierstöcke.

3. Kapitel: Warum sollte man dem Versagen der Eierstöcke (Ovarialinsuffizienz) vorbeugen?

Unser Ziel ist es, dem Versagen der Eierstöcke vorzubeugen. Was aber bedeutet das genau und warum haben wir dieses Ziel? Welche Vorteile hat eine Verlängerung der Ovarialfunktion um weitere zwanzig bis dreißig Jahre? Wenn es seit Langem als normal angesehen wird, dass die Eierstöcke bei Frauen um die Fünfzig ihren Dienst einstellen, warum ist das jetzt auf einmal ein Problem? Sehen Sie sich einfach die Werbung für die Medikamente an, mit denen die Folgen der Ovarialinsuffizienz, wie Herzerkrankungen und Osteoporose, behandelt werden, und sehen Sie sich an, wie das Krebsrisiko sich erhöht, wenn die Eierstöcke nicht mehr arbeiten. Jedes einzelne Risiko wäre bereits Grund genug, alle zusammen sind eine ganz klare Indikation dafür, dass das verhindert werden muss.

Was ist eine Ovarialinsuffizienz?

Ovarialinsuffizienz bedeutet, dass die Eierstöcke nicht mehr arbeiten und keine Hormone mehr produzieren. Ein anderer Begriff hierfür ist Menopause. Östrogen, Testosteron oder Progesteron wird danach hauptsächlich in den Nebennieren produziert und aus dem Körperfett freigesetzt. Daher haben Frauen mit einem höheren Gewicht auch etwas höhere

Hormonspiegel. Der Spiegel der einzelnen Hormone beträgt jedoch nur einen Bruchteil der Mengen, die vorher von den Eierstöcken gebildet wurden (siehe Abb. 7). Vor dem Versagen der Eierstöcke ist der Testosteronspiegel gegenüber Östradiol etwa um das Zwei- bis Dreifache höher, und Progesteron liegt in der hundertfachen Menge vor. Danach beträgt die Differenz zwischen Testosteron und Östradiol etwa das Zehn- bis Zwanzigfache, und Progesteron liegt ungefähr in der vierzigfachen Menge vor. Die Nebennieren können im Vergleich nur wenig Östradiol, Testosteron und Progesteron bilden. Der Östradiolspiegel ist etwa um das 25-Fache geringer, der von Testosteron etwa um die Hälfte und der von Progesteron ist ungefähr um das 40-Fache reduziert.

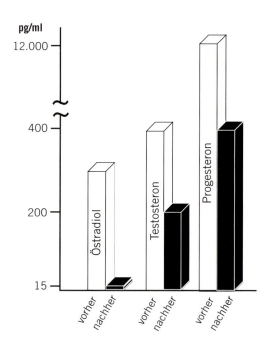

Abbildung 7: Hormonspiegel vor und nach dem Versagen der Eierstöcke

Ist die Ovarialinsuffizienz natürlich, normal oder keines von beidem?

Im frühen Erwachsenenalter sind Frauen in der Regel sehr fruchtbar, mit zunehmendem Alter nimmt die Fertilität ab. Eine Frau mit etwa vierzig Jahren ist deutlich weniger empfängnisbereit, obwohl ihre Eierstöcke noch arbeiten (s. Abb. 8).

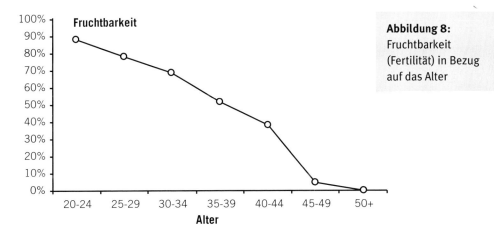

Abbildung 8: Fruchtbarkeit (Fertilität) in Bezug auf das Alter

Kommen zu einem späteren Zeitpunkt im Leben weniger Kinder zur Welt, ist die Versorgungssicherheit der in jungen Jahren geborenen Kinder besser gewährleistet.[1] Doch wenn die Eierstöcke versagen, hat die Frau, deren Lebenserwartung mehr als achtzig Jahre beträgt, selbst keinen Vorteil davon; ihre Gesundheit nimmt vielmehr Schaden. Der weibliche Körper passt sich diesem Vorgang auch nicht mit der Zeit an, ganz im Gegenteil.

Zu den verblüffendsten Ergebnissen meiner Forschungen gehört, dass im Brustgewebe (wie auch in anderen Körperregionen) weiterhin Testosteron in Östradiol umgewandelt wird, sobald die Eierstöcke keines mehr produzieren, und dass diese Produktionsrate sogar im Laufe der Jahre ansteigt.[2]

Deshalb werden nach der Menopause in der Brust weiterhin Östradiolspiegel gefunden, die denen vor dem Versagen der Eierstöcke ähnlich sind. Testosteron kontrolliert das Wachstum des Brustgewebes; insofern wird die

Brust aufgrund des durch das Ovarialversagen bedingten Testosteronabfalls zu einem Hauptangriffsziel für Krebs. Mit anderen Worten, die Umwandlung von Testosteron in Östradiol durch das Brustgewebe könnte den dramatischen und alarmierenden Anstieg von Brustkrebserkrankungen nach der Menopause zumindest teilweise erklären (Brustkrebs ist bei Frauen mit noch funktionierenden Eierstöcken nämlich recht selten). Der weibliche Körper ist dazu geschaffen, *mit* intakten Eierstöcken gut zu funktionieren – und nicht ohne.

Die Frauen der letzten hundert Jahre sind die ersten in der Geschichte, die einen maßgeblichen Teil ihres Lebens mit insuffizienten Eierstöcken verbringen. Vor 1900 wurden sie nur selten älter als fünfzig Jahre, sodass die meisten von ihnen diese Erfahrung gar nicht machen mussten. Heute werden Frauen in der Mitte ihres Lebens vom Versagen ihrer Eierstöcke „überrascht", also in den Jahren zwischen Mitte Vierzig und Mitte Fünfzig. Vor hundert Jahren lag die Lebensmitte bei 20 bis 25 Jahren, also auf dem Höhepunkt der Fruchtbarkeit. Ein Alter von 45 bis 55 markierte bereits das Lebensende, die Fruchtbarkeit war nur noch sehr gering (siehe Abb. 8). [3] Heute werden fast alle Menschen beiderlei Geschlechts älter als 50 Jahre, die durchschnittliche Lebenserwartung beträgt in den Industrienationen inzwischen sogar etwa 80 Jahre. Vielleicht ist es aber tatsächlich so, dass die Funktionsdauer der Eierstöcke noch immer auf eine geringere Lebenszeit ausgelegt ist. Wenn man versteht, wie sie funktionieren, und wie die Eizellen bereitgestellt werden und reifen, so besteht die Chance, ihre Tätigkeit um weitere 20 bis 30 Jahre zu verlängern. Das bedeutet, dass es dann eine vorzeitige Erschöpfung der Eizell-Vorräte und eine Ovarialinsuffizienz nicht mehr geben wird.

Nicht nur die Brust ist vom Versagen der Eierstöcke betroffen. Viele Organsysteme würden von einer längeren Funktionszeit profitieren. Brustkrebs würde zu einer ebenso seltenen Krankheit werden wie bei Frauen mit intakten Eierstöcken. Herzerkrankungen würden in einem höheren Alter auftreten oder möglicherweise ganz verhindert werden. Und wenn Eierstöcke nicht mehr insuffizient werden würden, weil man ihre Funktionsfähigkeit verlängern oder sich im Falle einer bereits eingetretenen Insuffizienz um einen ausgeglichenen Hormonstatus kümmern würde, so hieße das, dass dem weiblichen Körper die verheerenden Auswirkungen eines Hormon-Mangelzustandes erspart blieben.

Ist die Ovarialinsuffinzienz natürlich, normal oder keines von beidem?

Gegenwärtig betrachtet man das Ovarialversagen als einen „Östrogen-Mangelzustand", und seine Auswirkungen sind gut dokumentiert. Die Eierstöcke produzieren aber auch etwa ein Drittel der Androgene (z.B. Testosteron) des weiblichen Körpers, doch die Auswirkungen eines solchen Mangelzustandes sind weitaus weniger gut erklärt. Nach dem Versagen der Eierstöcke besteht für die Frauen das Risiko einer „weiblichen Androgeninsuffizienz", zu deren Symptomen eine geringe Libido, verminderte Energie und der Verlust des Wohlbefindens gehören. Im Gespräch mit Ihrer Ärztin oder Ihrem Arzt können Sie herausfinden, ob das auf Sie zutrifft. [4]

Der weibliche Körper produziert etwa 71 Prozent der Androgenmenge des männlichen Körpers, was die Vermutung nahe legt, dass Androgene eine wichtige Rolle für seine Gesamtfunktion spielen. [5] Es gibt viele verschiedene Arten von Androgenen, Testosteron ist nur eines davon. Etwa ein Drittel davon wird in den Eierstöcken gebildet, ein Drittel stammt aus den Fettspeichern und ein Drittel aus den Nebennieren (kleine Organe, die sich auf den Nieren befinden) (siehe Abb. 9).

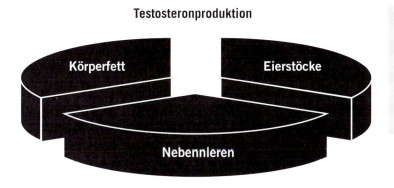

Abbildung 9: Androgenproduktion bei Frauen (zu je einem Drittel in den Eierstöcken, im Körperfett und in den Nebennieren)

Wie jedes andere Organ auch sind die Eierstöcke wichtig für einen störungsfreien Ablauf aller Körperfunktionen der Frau. Zeitgleich mit der beginnenden Insuffizienz steigen die Risikofaktoren für Herzerkrankungen und Brustkrebs. Die sexuelle Reaktionsfähigkeit nimmt ab, die Risikofaktoren für Osteoporose nehmen zu und die Fruchtbarkeit beginnt nachzulassen. Somit reagiert jedes Organsystem des Körpers negativ darauf (siehe Tab. 1).

Zur Ovarialinsuffizienz kommt es dann, wenn keine Eizellen (Follikel) mehr vorhanden sind, die in einem Menstruationszyklus heranreifen können. Vom Körper selbst ist nicht vorgesehen, dass die Eierstöcke in einem bestimmten Alter ihre Funktion einstellen. Bei jungen Frauen sorgen sie für eine hohe Fruchtbarkeit, gegen Ende des Lebens sinkt diese wieder ab. Unsere Lebenserwartung ist inzwischen um durchschnittlich 30 Jahre gestiegen; wir müssen bei unseren Ärzten darauf drängen, dass sie unseren Eierstöcken helfen, diesen Vorsprung wieder aufzuholen und lebenslang funktionsfähig zu bleiben. Es war nie von der Natur vorgesehen, dass Frauen auf Organe verzichten müssen.

Die Reaktion des Brustgewebes

Die Brust reagiert anders auf die Ovarialinsuffizienz als andere Organe. Wie bereits dargelegt versucht sie, sich an die niedrigen Östradiolspiegel anzupassen, was auch unter dem Namen „Östradiol-Entzug" bekannt ist. Es muss also etwas geschehen, das den Östradiolspiegel wieder auf das Niveau vor der Insuffizienz anhebt. Die Aufnahmefähigkeit des Brustgewebes für das Enzym Aromatase erhöht sich um das Vier- bis Fünffache. Aromatase wandelt Testosteron in der Eizelle in Östradiol um und kommt in den Knochen, im Fettgewebe, in der Leber, im Gehirn und eben auch im Brustgewebe vor. Durch diese erhöhte Aufnahmefähigkeit kann mit Hilfe von Aromatase genug Testosteron in Östradiol umgewandelt werden, sodass der Östradiolspiegel im Brustgewebe wieder auf das Niveau vor dem Ovarialversagen steigt, während die Werte von Testosteron und Progesteron hingegen im menopausalen Bereich bleiben. Wie wir noch sehen werden, spielt Testosteron bei der Prävention von Brustkrebs eine wichtige Rolle.

Testosteron als Schutz vor Brustkrebs

Testosteron wirkt auf die Östrogenrezeptoren in der Brust und schützt so das Brustgewebe. Man hat zwei Arten von Östrogenrezeptoren gefunden, die Östrogenrezeptoren alpha (ER-alpha) und die Östrogenrezeptoren beta

(ER-beta). Das Verhältnis dieser beiden Rezeptoren zueinander könnte bei der Entwicklung von Brustkrebs eine wichtige Rolle spielen. Offensichtlich liefert es einen Hinweis darauf, wie invasiv der Krebs werden kann (d. h. wie stark er in umliegendes Gewebe hineinwuchert). Es ist bekannt, dass das Vorhandensein von Östradiol den ER-alpha-Spiegel ansteigen und Testosteron ihn abfallen lässt, sich dafür aber der ER-beta-Spiegel erhöht. Vor dem Ovarialversagen liegen ER-beta-Rezeptoren in größerer Menge vor als ER-alpha-Rezeptoren. Danach kehren sich die Werte um (siehe Abb. 10) Die Verschiebung des Verhältnisses zwischen den Östrogenrezeptoren ist eine unmittelbare Folge der im Zuge des Ovarialversagens kontinuierlich absinkenden Testosteronspiegel. [6,7,8,9,10,11] Damit stellt sich die Frage, ob es durch die Erhaltung der prä-menopausalen Östradiol- und Testosteronspiegel zu einem geringeren Brustkrebsrisiko kommen würde.

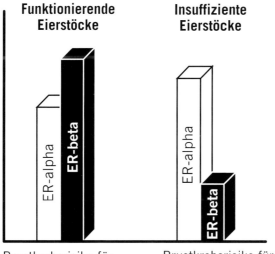

Abbildung 10: Verhältnis der Östrogenrezeptoren untereinander vor und nach der Ovarialinsuffizienz

Eindeutige Studienergebnisse belegen: Testosteron verhindert Brustkrebs

Aufgrund der Kenntnis, dass Testosteron ER-alpha erhöhen und ER-beta vermindern kann, gaben die amerikanischen Gesundheitsbehörden (*National Institutes of Health*, NIH) in den Jahren 2000 und 2002 zwei Studien an Primaten in Auftrag. Es sollte erforscht werden, ob Testosteron in der Lage ist, das bei Frauen mit Ovarialversagen festgestellte Zellwachstum (Proliferation) umzukehren, verursacht durch die dominierenden ER-alpha-Rezeptoren, und ob ein Krebsgen, das MYK, dadurch unterdrückt würde. Die Ergebnisse waren eindeutig.

Die Studie aus dem Jahr 2000 kam zu folgendem Ergebnis:
   „Insgesamt zeigen die vorliegenden Daten, dass die Zugabe von Androgen bei einer Östrogenbehandlung die Proliferation des Mammaepithels und die Exprimierung von ER vermindert, sodass die Vermutung nahe liegt, dass Androgene vor Brustkrebs schützen können, analog der von Progesteron auf den Uterus ausgeübten Schutzwirkungen." [11]

Und hier die Schlussfolgerung der Studie von 2002:
   „Insgesamt zeigen die vorliegenden Daten, dass Androgene die Proliferation des Mammaepithels reduzieren und die Exprimierung der mammaepithelialen ER-alpha und ER-beta sowie von MYC regulieren, sodass die Vermutung nahe liegt, dass Androgene vor Brustkrebs schützen können, analog der von Progesteron auf den Uterus ausgeübten Schutzwirkungen. Diese Überlegungen lassen vermuten, dass sich eine „Ersatz"-Therapie mit physiologischem Östrogen bzw. Androgen bei ovarialinsuffizienten Mädchen und Frauen positiv auswirken kann." [8]

Obwohl diese Studien an Primaten durchgeführt wurden, kann die Bedeutung der Ergebnisse gar nicht hoch genug eingeschätzt werden. Beide Male wurde mit Östradiolspiegeln gearbeitet, wie sie normalerweise bei Frauen mit intakten Eierstöcken vorkommen, sowie mit solchen, die das 15- bis

25-Fache der Spiegel bei Frauen mit Ovarialversagen betrugen. Die eingesetzte bescheidene Testosteronmenge bewegte sich im mittleren Normbereich erwachsener Frauen mit intakten Eierstöcken (40 ng/dl) und kehrte dennoch das durch Östradiol allein verursachte Zellwachstum vollständig um.

Besteht im Normbereich von Erwachsenen ein ausgeglichenes Verhältnis zwischen Östradiol und Testosteron, führt das zu einem ebenfalls ausgeglichenen Verhältnis zwischen ER-alpha-Rezeptoren und ER-beta-Rezeptoren, wodurch wiederum weniger MYC-Gen exprimiert wird. (Das Realisieren der Information, die in der DNS eines Gens gespeichert ist, nennt man Genexprimierung. Wenn ein Gen aktiv ist und z. B. sein Protein produziert, wird es „exprimiert".) Das könnte zur Verhinderung von Brustkrebs beitragen. Unter der alleinigen Gabe von Östradiol vermehrten sich die ER-alpha-Rezeptoren, was wiederum zur Stimulation von MYC und schließlich zur Erhöhung des Brustkrebsrisikos führte. Diese Studien an Primaten legen nahe, dass entweder die Verlängerung der Ovarialfunktion oder die Wiederherstellung des normalen ovarialen Hormongleichgewichts bei Frauen mit Ovarialinsuffizienz für die Abwendung von Brustkrebs von entscheidender Bedeutung ist.

Brustkrebs und Unterfunktion der Keimdrüsen (Hypogonadismus)

Wenn die Keimdrüsen insuffizient sind, also nicht ausreichend arbeiten, so bedeutet das für den Mann oder die Frau, dass sie abnormal niedrige Spiegel der Sexualhormone Östradiol, Testosteron und Progesteron haben. Ein Versagen der Eierstöcke wie auch der Hoden verursacht solch einen Zustand. Etwa 80 Prozent der Frauen, die an Brustkrebs erkranken, leiden auch unter einer Unterfunktion der Keimdrüsen.

Der am häufigsten diagnostizierte Brustkrebs bei Frauen nach dem Versagen der Eierstöcke ist der gleiche Typ, der auch bei Männern festgestellt wird: Östrogenrezeptor-positiver Brustkrebs oder ER+. Diese Krebsform ist bei menopausalen Frauen mit einer Insuffizienz der Gonaden vergesellschaftet. Brustkrebs bei Männern macht etwa 1 Prozent aller

Brustkrebserkrankungen aus. Er ist dem der Frauen jedoch ähnlich und wird ähnlich behandelt. [12, 13] Im Laufe ihres Lebens produzieren Männer etwa halb so viel Östradiol wie Frauen. Obwohl der Östradiol-Gesamtspiegel bei Männern viel höher als bei Frauen mit Ovarialinsuffizienz ist, ist das Brustkrebsrisiko bei Männern erheblich geringer.

Männer haben einen Östradiol-Gesamtspiegel von 25-50 pg/ml, während er bei Frauen mit Ovarialinsuffizienz lediglich 12-20 pg/ml beträgt.[14, 15] Das heißt, dass die Gesamtmenge von Östradiol bei Männern zwei bis drei Mal höher ist als bei Frauen mit Ovarialinsuffizienz. Obwohl das weibliche Brustgewebe also weniger Östradiol enthält, kommen auf einen Mann mit der Diagnose Brustkrebs 100 Frauen. Nur 0,07 Prozent der Männer erkranken an Brustkrebs; er ist eine der seltensten malignen Erkrankungen beim Mann.

Obwohl gegenwärtig viele Therapien zur Behandlung und potenziellen Heilung von Brustkrebs erforscht werden, befasst sich keine mit der Erhaltung der Ovarialfunktion, und somit wird auch für die Gesundheit der Brust nichts getan. Solche Forschungen gehören in den Fokus, denn sie haben nicht nur das Potenzial, Brustkrebs zu verhindern, sondern auch die Erhaltung der Lebensqualität der älter werdenden Frau zu unterstützen.

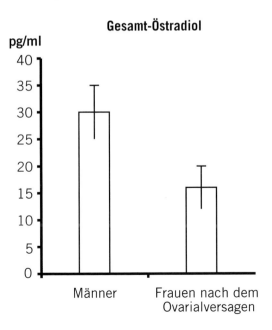

Abbildung 11: Gesamt-Östradiol bei Männern sowie bei Frauen nach dem Ovarialversagen

Krebsrisiko und Ovarialinsuffizienz

Von allen Organen ist die Brust am meisten von Krebserkrankungen betroffen und hätte zahlenmäßig den höchsten Rückgang zu verzeichnen, wenn die Funktionsfähigkeit der Eierstöcke bis ins hohe Alter verlängert würde. Solange sie richtig funktionieren, ist Brustkrebs sehr selten. Im Alter von 25 Jahren wird bei einer von 20.000 Frauen die Diagnose Brustkrebs gestellt. Mit zunehmendem Alter steigt das Risiko ständig, bis es im Alter von 80 Jahren bei 1:9 liegt. [16] Brustkrebs korreliert mit den Spiegeln der Ovarialhormone: Sind sie am höchsten, ist er extrem selten; sind sie am niedrigsten, ist das Risiko am höchsten. Das legt den Schluss nahe, dass das Gleichgewicht der Ovarialhormone für die Erhaltung eines gesunden hormonellen Gleichgewichts in der Brust eine wichtige Rolle spielt.

Die Anzahl der Erkrankungen an Gebärmutterkrebs steigt nach dem Versagen der Eierstöcke ebenfalls, aber nicht so drastisch wie bei Brustkrebs. Im Laufe des Lebens einer Frau nimmt der Gebärmutterkrebs von etwa 1:200 auf 1:37 zu. Im gleichen Zeitraum sind Erkrankungen an Eierstockkrebs sehr gering und steigen erst nach dem Versagen der Eierstöcke leicht an. Bei Gebärmutter- und Eierstockkrebs findet man auch eine ungesunde Verschiebung des Verhältnisses zwischen den Östrogenrezeptoren ER-alpha und ER-beta; allerdings nicht in dem Ausmaß wie bei Brustkrebs.[17] Dadurch könnte auch mehr MYC-Gen exprimiert werden.

Wie bei Brustkrebs gehen auch Gebärmutter- und Eierstockkrebs primär auf eine Über-Exprimierung des MYK-Gens und seine Beziehung zu den Östrogenrezeptoren ER-alpha und ER-beta zurück. [18, 19, 20] Testosteron ist eines der Regulatoren des MYC-Gens und unterdrückt seine Exprimierung. Daher steigen diese Krebserkrankungen mit dem Abfall der Testosteronspiegel an. Das weibliche Genitalsystem verliert einen wichtigen Schutz vor Krebs, wenn die Eierstöcke insuffizient werden. Abbildung 12 verdeutlicht den drastischen Anstieg von Brustkrebs bei sinkenden Spiegeln von freiem Testosteron (freies T).

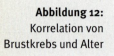

Abbildung 12:
Korrelation von
Brustkrebs und Alter

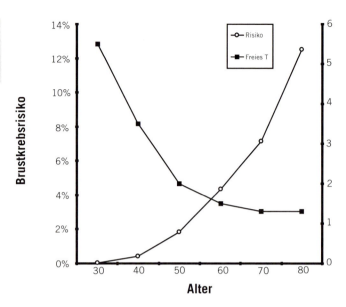

Der Einfluss der Ovarialinsuffizienz auf das Risiko von Herzerkrankungen

Frauen, die jünger sind als 45, erkranken selten am Herzen. Die häufigste Herzerkrankung, die auch unter dem Namen koronare Herzkrankheit (KHK) bekannt ist, tritt auf, wenn sich fettige Ablagerungen oder Plaques entlang der Innenwände von Blutgefäßen zu bilden beginnen. Mit dem Absinken der Ovarialfunktion steigt das Risiko einer KHK drastisch an. Frauen, deren Eierstöcke im Alter von unter 40 Jahren insuffizient werden, sind diesem Risiko noch früher ausgesetzt. Es sterben viel mehr Frauen an KHK als an Brustkrebs: Jede zweite Frau stirbt daran, dagegen beträgt das Verhältnis bei Brustkrebs 1:25 (siehe S. 39 *Die Hormone der Eierstöcke haben vielfältige Aufgaben*). [21]

Wir wissen, dass ein hoher Cholesterinspiegel, hohe Triglyzeridwerte und hohe LDL-Werte (das „böse" Cholesterin) eine Gefahr für die Gesundheit darstellen. Ein Spiegel, nämlich die HDL-Werte (High Density Lipoprotein, HDL, zu deutsch „Lipoprotein hoher Dichte"), sollten jedoch hoch sein. Ein hoher HDL-Spiegel wird als etwas Gutes betrachtet, da HDL die

Herzgesundheit fördert und vor Herzerkrankung schützt. Je höher der HDL-Spiegel einer Frau ist, desto geringer ist ihr Risiko, am Herzen zu erkranken. HDL transportiert Cholesterin von potenziellen Ablagerungsplätzen, wie Blutgefäßen, ab und bringt es zur Leber, wo es weiter verarbeitet und schließlich ausgeschieden wird.

Im Allgemeinen haben junge Frauen einen höheren HDL-Spiegel als Männer. Nach dem Versagen der Eierstöcke haben 20 Prozent der Frauen weiterhin gute HDL-Werte, die sie eigentlich vor Herzkrankheiten schützen sollten. Doch die Schutzwirkung ist leider nicht mehr so groß, selbst dann nicht, wenn die Frauen Sport treiben [22]. Das Risiko ist genauso hoch oder sogar höher als beim Mann. Wie kommt es dazu?

HDL schützt das Herz mindestens zweifach. Der Cholesterintransport durch HDL aus dem Blut zur Leber mit resultierender Verminderung oder Verzögerung der Plaquebildung in den Arterien ist gut dokumentiert. Eine im Mai 2003 in *The Journal of Clinical Investigation* veröffentlichte Studie hat gezeigt, dass ein weiterer potenzieller Vorteil von HDL in der Art seiner Kooperation mit Östradiol liegt.[23] Östradiol kann ein Bestandteil von HDL im Blut sein und von HDL zu den Blutgefäßen transportiert werden, um dort ein Enzym, die Stickstoffoxidsynthase oder NOS, zu produzieren. Mit Hilfe von NOS wird Stickstoffoxid (NO) gebildet, das für ein gesundes Gefäßsystem von großer Bedeutung ist. Es erhöht die Elastizität der Blutgefäße, und diese sind dadurch gesünder als starre. In dieser Studie wurde die Verbindung zwischen HDL und Östradiol bei Frauen vor und nach der Ovarialinsuffizienz sowie bei Männern beleuchtet. Die Ergebnisse sind sehr wichtig, denn sie gewähren einen zusätzlichen Einblick, warum Frauen selbst bei guten HDL-Spiegeln nach dem Versagen der Eierstöcke immer noch einem größeren Risiko ausgesetzt sind, an KHK zu erkranken. Zusätzlich zum Cholesterinabtransport aus dem Blut durch HDL kam man zu weiteren positiven Ergebnissen:

1. Frauen mit intakten Eierstöcken produzierten ausreichende Mengen an Stickstoffoxid.
2. Männer produzierten auch Stickstoffoxid, aber nicht annähernd so viel wie Frauen mit intakten Eierstöcken.
3. Nach dem Versagen der Eierstöcke sanken die Stickstoffoxid-Werte auf ein Niveau ab, das unter denen der Männer lag.

Das Experiment wurde in der Absicht wiederholt, den Östradiolmangel als Grund für eine so geringe Reaktion bei Frauen mit Ovarialinsuffizienz zu bestätigen. Dieses Mal wurde die Studie mit ovarialinsuffizienten Frauen durchgeführt, denen Östradiol verabreicht wurde. Dadurch produzierten diese Frauen höhere NO-Spiegel. Die Ergebnisse waren abhängig von der Dosis, das heißt, wenn die Östradiolspiegel stiegen, stiegen auch die NO-Spiegel. [24, 25] Wie bereits erwähnt, führen höhere NO-Werte zu gesünderen, elastischeren Blutgefäßen.

Ein weiterer wichtiger Vorteil ist in diesem Zusammenhang die Vermeidung von Bluthochdruck. Nach dem Versagen der Eierstöcke steigt der Blutdruck bei jeder Frau. Dieser Anstieg mag minimal sein, doch er betrifft jede Frau mit abnorm niedrigem Östradiolspiegel. [26, 27] Die Verlängerung der Ovarialfunktion bis ins hohe Alter hätte daher eine deutlich positive Wirkung auf die NO-Spiegel und die Herzgesundheit.

Ovarialfunktion und Herzerkrankung

Es gilt seit Langem als erwiesen, dass Frauen mit zunehmendem Alter für Herzerkrankungen empfänglicher sind, weil ihr Östrogenspiegel nach dem Versagen der Eierstöcke absinkt. Man ist allgemein der Ansicht, dass die höheren Östradiolspiegel, durch die die Lipidwerte (Blutfette) niedrig gehalten werden, Frauen vor der Menopause vollständig vor Herzerkrankungen schützen. Eine Reihe von interessanten Veröffentlichungen dokumentiert jedoch, dass das in Wirklichkeit nicht der Fall ist. [28] Eine davon beinhaltet eine im August 2003 im *Journal of Human Reproduction* [29] veröffentlichte wichtige Studie, die den Fokus der Risikofaktoren für Herzerkrankungen vom Östrogenmangel wieder auf die insgesamt nachlassende Ovarialfunktion lenkte.

Diese Studie konzentrierte sich auf Risikofaktoren für Herzkrankheiten bei Frauen mit leicht erhöhten Östradiolspiegeln (die Östradiolspiegel steigen etwa zehn Jahre, bevor die Eierstöcke versagen, tatsächlich geringfügig an). Es wurde erwartet, dass ein Östradiolanstieg die Risikofaktoren gering halten würde, doch man kam zu einem anderen Ergebnis. Mit steigenden FSH-Werten (FSH = follikelstimulierendes Hormon, das für die

Eizellreifung bei der Frau verantwortlich ist) und steigenden Östradiolspiegeln erhöhte sich jeder einzelne Risikofaktor für Herzerkrankungen. Die LDL-, Triglyzerid- und Gesamtcholesterinwerte nahmen leicht zu, zum Glück aber auch der HDL-Wert. Was hat das zu bedeuten? Nun, die Studie zeigte, dass gesunde Blutfettwerte nicht mit Östradiol allein aufrecht zu erhalten sind. Sie hob die Tatsache hervor, dass eine Veränderung der Ovarialfunktion und nicht nur ein Verlust von Östradiol für steigende Lipidwerte verantwortlich sind.

Möglicherweise produzieren die Eierstöcke auch andere Stoffe, die noch zu entdecken sind, oder sie werden in ihrer Funktion unterschätzt (siehe Seite 39, *Die Hormone der Eierstöcke haben vielfältige Aufgaben*). Eines ist jedoch klar: Funktionierende Eierstöcke schützen Frauen vor Herzerkrankungen, insuffiziente tun das nicht.

Osteoporose

Durch eine Beibehaltung der Ovarialfunktion bis ins hohe Alter würde Osteoporose zu einem so seltenen Ereignis, wie sie es vor dem 40. Lebensjahr ist. Östradiol und Testosteron – nicht nur Östradiol allein – tragen gemeinsam zu starken Knochen bei. Zu Osteoporose kommt es, weil die Östradiol- und Testosteronspiegel unter das zur Erhaltung der Knochendichte erforderliche Minimum absinken. Zur Erinnerung: Wird Östradiol in Tablettenform aufgenommen, kommt es zu einer Verdoppelung des Bindungshormons für Östradiol und Testosteron und in der Folge zu einer deutlichen Verminderung des freien Testosterons. Wird Östradiol über die Haut aufgenommen, bleibt der Testosteronspiegel praktisch unverändert (siehe Tabelle 5, S. 85). Die Mindestmenge zur Erhaltung der Knochendichte beträgt 18 pg/ml für Gesamt-Östradiol und 6.0 pg/ml für freies Testosteron. Nach dem Versagen der Eierstöcke liegt der Wert für das Gesamt-Östradiol typischerweise zwischen 12-20 pg/ml und der für freies Testosteron bei 1,7 pg/ml (siehe Tabelle 2, S. 74). Damit wird jede Frau mit Ovarialinsuffizienz dem Risiko von Knochenschwund und Osteoporose ausgesetzt.

Schlaf

Mit dem Funktionsverlust der Eierstöcke und den gleichzeitig einsetzenden Progesteronschwankungen kommt es bei etwa 40 Prozent der Frauen zu Ein- und Durchschlafstörungen. Im Alter von 50 Jahren sind etwa 50 Prozent der Frauen weiterhin von diesen Schwierigkeiten betroffen, zeitgleich wird eine Zunahme der Schlaf-Apnoe beobachtet. Gemäß Definition ist „Schlaf-Apnoe eine ernste Schlafstörung, die durch Schnarchen, kurzzeitigen Atemstillstand während des Schlafes oder massive Tagesmüdigkeit gekennzeichnet ist. Neuere Studien haben ergeben, dass die Schlaf-Apnoe auch mit erhöhtem Blutdruck, einem Risiko für kardiovaskuläre Erkrankungen und Schlaganfall, einhergeht." [30]

Kann der Grund für diese Veränderung im Schlafmuster in einem Absinken von Melatonin (ein Hormon, das den Tag-Nacht-Rhythmus des Körpers steuert) oder der von den Eierstöcken produzierten Hormone liegen? Genau genommen liegt es an beidem, denn Melatonin und die Eierstockhormone arbeiten zusammen. Einige Studien haben gezeigt, dass die Melatoninproduktion bei sinkenden Östrogenspiegeln ansteigt. Das legt nahe, dass ein höherer Melatoninspiegel das Ein- und Durchschlafen erleichtern sollte. Doch das ist nicht notwendigerweise so. Einige Frauen können zwar einschlafen, aber nicht die ganze Nacht durchschlafen, andere haben Schwierigkeiten in beiderlei Hinsicht. Die Einnahme von Melatonin hat sich als hilfreich beim Einschlafen, aber nicht beim Durchschlafen erwiesen. [31] Wirklich etwas erreichen kann man hingegen, wenn man das durch die insuffizienten Eierstöcke verloren gegangene Progesteron und Östradiol ersetzt. Damit wird oft sowohl das Ein- als auch das Durchschlafen erleichtert. Die gemeinsame Gabe von Progesteron und Östradiol stellt eine wirksame Behandlung für Schlafprobleme durch insuffizient werdende Eierstöcke dar. Wichtig zu erwähnen ist, dass sich in vergleichenden Studien über die Wirksamkeit von verschiedenen Progesteronen zur Verbesserung der Schlafqualität die bioidentischen Progesterone als am wirksamsten erweisen. [32]

Das Wechselspiel zwischen Ovarialhormonen und Melatonin

Im Gehirn gibt es ein spezielles, für das Ein- und Durchschlafen verantwortliches Areal, das sehr empfindlich auf Veränderungen der Stickstoffoxid-Spiegel reagiert. Sie erinnern sich, dass Stickstoffoxid (NO) eine hochwirksame Substanz ist, die die Elastizität der Blutgefäße unterstützt. Stickstoffoxid hilft bei der Regulierung von Schlafen und Wachen; Veränderungen der NO-Werte können somit den Schlaf unterbrechen. [33] Melatonin ist auch wichtig für die Schlafqualität. Manchmal nimmt die Melatoninmenge mit zunehmendem Alter ab. Obwohl man darin die Ursache für die Unterbrechung des Schlafes sehen kann, zeigen sich die ersten Anzeichen oft erst dann, wenn die Eierstöcke langsam insuffizient werden und der Progesteronspiegel abnimmt oder schwankt. [34] Somit ist es unwahrscheinlich, dass ein Abfall des Melatonins allein die Schuld an einer Veränderung der Schlafmuster trägt.

Eine Studie aus Italien beleuchtet das Zusammenwirken von Östradiol und Melatonin bei der Erhöhung der Stickstoffoxid-Menge.[35] Bei Frauen mit Ovarialinsuffizienz wurden die Melatonin- und Stickstoffoxid-Werte gemessen. Frauen mit ähnlichen Ergebnissen wurden in zwei Gruppen eingeteilt. Jede Gruppe erhielt Melatonin, wodurch sich der Melatoninspiegel substanziell erhöhte. Dann erhielt eine Gruppe zusätzlich ein Östradiolpflaster, die andere ein Placebo. Bei allen Teilnehmerinnen wurde die Menge an Stickstoffoxid überprüft. Die Frauen, die das Östradiolpflaster erhalten hatten, zeigten einen messbaren Anstieg von Stickstoffoxid, bei den anderen gab es keine Veränderung. Aus den Ergebnissen der Studie zogen die Autoren den Schluss, dass das verabreichte Melatonin ohne entsprechende Östradiolspiegel vollkommen wirkungslos war.

Diese wichtigen Informationen müssen Frauen zugänglich sein. Schlaf wird von vielen maßgeblichen Variablen beeinflusst. Um zwei davon kann man sich aber kümmern: Melatonin und Östradiol. Normale Spiegel von beiden Hormonen beeinflussen die Fähigkeit ein- und durchzuschlafen deutlich. Mit diesem Wissen ist jedoch leichter zu verstehen, warum einige Frauen um die Zeit der beginnenden Menopause unter Schlafproblemen leiden. Der Östradiolverlust durch die Ovarialinsuffizienz zieht einen

Produktionsabfall von Stickstoffoxid nach sich und dieser wiederum führt zur Unterbrechung des Schlafes. Die Aufrechterhaltung der Ovarialfunktion oder des Gleichgewichtes der Eierstockhormone würde also auch die Schlafqualität deutlich verbessern.

Gewichtszunahme und Muskeltonus

Bei allen Frauen kommt es mit dem Versagen der Eierstöcke zu einer Gewichtszunahme, insbesondere in der Körpermitte. Bei einigen sind das nur ein paar Kilo, bei anderen ist es viel mehr, als sie sich jemals hätten träumen lassen. Die zusätzlichen Pfunde, besonders an dieser Stelle, die dem allmählichen Fortschreiten der Ovarialinsuffizienz und dem Absinken der Produktion von Eierstockhormonen geschuldet sind, gehen mit einem vermehrten Risiko für Herzerkrankungen und Diabetes einher. Einer der Gründe für die Gewichtszunahme ist, dass sich der weibliche Stoffwechsel als Reaktion auf die verminderte Muskelmasse verlangsamt. Weniger Ovarialhormone, insbesondere weniger Testosteron, bedeuten weniger Muskelmasse und einen verlangsamten Stoffwechsel. Bleiben die Essgewohnheiten bei geringerem Energieverbrauch gleich, wird die nicht genutzte Energie als Fett gespeichert [36] – leider direkt in der Körpermitte. [37]

Warum das so ist, hat direkt mit dem Hormon Cortisol (ein Hormon, das u.a. den Wasser- und Salzhaushalt der Nieren reguliert und den Blutzuckerspiegel erhöht) und den Enzymen zu tun, die seine Verstoffwechselung beeinflussen. Mit beginnendem Versagen der Eierstöcke und den sich verändernden Östrogenspiegeln verändert sich auch die Enzymmenge im Fettgewebe am Bauch. Infolge des sinkenden Östradiols werden zusätzliche Kalorien dort leichter als Fett gespeichert als an anderen Stellen, zum Beispiel an den Hüften und in den Beinen.[38] Eine Studie mit Frauen, denen nach dem Versagen der Eierstöcke Östradiol verabreicht wurde, zeigte eine Trendumkehr. Durch die Supplementierung wurden der Prozentsatz und die Menge an Fett um die Körpermitte vermindert und so das Ungleichgewicht bei der Fettverteilung umgekehrt.[39] Dies kann nicht allein durch veränderte Essgewohnheiten oder Sport erreicht werden. Eine Wiederherstellung des Gleichgewichts der Ovarialhormone würde allerdings dabei helfen, das Ungleichgewicht der Enzyme im Fettgewebe der Körpermitte zu beseitigen.

In diesem Zusammenhang ist es wichtig zu erwähnen, dass die Muskeln nicht nur an Masse, sondern auch an Tonus verlieren, was die Gewichtszunahme um die Körpermitte herum noch schlimmer macht. Das heißt, dass sie an Kraft einbüßen und nicht mehr für einen flachen Bauch sorgen können, wie das bei funktionierenden Eierstöcken der Fall ist. In der Folge nimmt er noch mehr an Umfang zu.

In den Muskeln befinden sich Östrogen-, Testosteron- und Progesteron-Rezeptoren; all diese Hormone sind für eine gute Muskelarbeit wichtig. Tatsächlich enthalten 70 Prozent der Zellkerne der Oberschenkelmuskeln ER-beta-Rezeptoren. [40] Sie erinnern sich, dass Testosteron die Exprimierung dieser Östrogen-Rezeptoren erhöht. So führt ein Testosteronabfall zu weniger ER-beta-Rezeptoren. Gute Muskelarbeit ist also von einer guten „Grundausstattung" abhängig. Ohne die Ovarialhormone fehlt diese jedoch.

Muskeln sind aus mehreren Gründen wichtig. Ihnen verdanken wir erstens unsere Stärke und zweitens den erhöhten Stoffwechsel durch größeren Energieverbrauch. Der ungeheure Nutzen, den wir aus dem Erhalt unserer Ovarialfunktion ziehen könnten, wäre das richtige Gewicht mit gesünderer Fettverteilung und stärkeren Muskeln, womit auch das Risiko für Herzerkrankungen und Diabetes vermindert würde.

Sexuelle Reaktionsfähigkeit

Die Hormone der Eierstöcke spielen bei der sexuellen Reaktionsfähigkeit eine bedeutende Rolle. Jede Frau weiß selbst, womit sie sich in diesem Bereich wohlfühlt. Die Menge jedes einzelnen Hormons variiert jedoch von Mensch zu Mensch. Doch auch abgesehen von der Hormonmenge führt eine Abnahme der Ovarialfunktion zu einer Abnahme der Sexualfunktion. Würde man das Versagen der Eierstöcke verhindern, wäre zumindest eine Ursache für ein schwankendes sexuelles Verlangen beseitigt, wie es zwischen Liebenden mit Beginn der Menopause und in den Wechseljahren auftritt. Diese Schwankungen können sich verheerend auf eine sexuelle

Beziehung auswirken. Für eine Frau und ihren Partner kann es immens frustrierend und enttäuschend sein, wenn die Frau keine sexuelle Lust mehr verspürt.

Der Rat, mit dem Frauen in der Menopause abgespeist werden, nämlich einfach geduldig abzuwarten, die sexuelle Reaktionsfähigkeit werde schon zurückkehren, gehört inzwischen zum Standardrepertoire. Leider ist das einfach nicht wahr. Das würde bedeuten, es kann damit gerechnet werden, dass sich die Physiologie der weiblichen Sexualorgane verändert, und sie auf einmal beginnen, ohne die entsprechenden Mengen an Sexualhormonen auf sexuelle Stimulation zu reagieren. Das hieße konkret, dass der Körper nach dem Ovarialversagen einen anderen Mechanismus entwickeln müsste, der die während der sexuellen Aktivität auftretenden körperlichen Veränderungen bewirkt. Diese Art zu denken impliziert, dass die Eierstöcke und ihre Hormone für die sexuelle Reaktionsfähigkeit keine Rolle spielen. Würde man einem Mann, der nach der Kastration sexuelle Probleme hat, sagen, warten Sie einfach ab, Ihr Körper wird andere Mechanismen entwickeln, die Ihre Potenz wieder herstellen? Warten Sie *einfach nur lange genug* und Sie werden wieder normale Erektionen und einen Orgasmus haben? Niemand käme auf die Idee, dies zu einem Mann zu sagen – warum also erzählt man es den Frauen?

Es ist wichtig zu verstehen, welche Beziehung zwischen den Ovarialhormonen und der sexuellen Reaktionsfähigkeit besteht. Wir kennen die für die sexuelle Reaktionsfähigkeit erforderlichen hormonellen Bedingungen. Zur sexuellen Stimulation und für den Orgasmus benötigen Frauen zwei Ovarialhormone in ausreichenden Mengen: Östradiol und Testosteron. In Studien konnten die Mindestmengen bestimmt werden, die bei den meisten Frauen zu einer sexuellen Reaktion führen. Für das Gesamt-Östriadiol gelten 50 pg/ml als Minimum, für freies Testosteron 2,0 pg/ml. [41, 42]

Nach der Ovarialinsuffizienz fällt der Gesamtspiegel von Östradiol auf durchschnittlich 12-20 pg/ml und der des freien Testosterons auf durchschnittlich 1,7 pg/ml ab. Bei einigen Frauen kann das freie Testosteron eventuell höher sein. Östradiol wird jedoch niemals einen Wert von 50 pg/ml erreichen, wenn es nicht zusätzlich eingenommen wird. Dies erklärt die beunruhigende Abnahme der sexuellen Reaktionsfähigkeit bei Frauen in der Menopause und den Wechseljahren.

Selbst bei einer Supplementierung von Östradiol, Testosteron oder beiden Hormonen bis zu den Mindestmengen kann es eventuell zu weniger befriedigenden sexuellen Erlebnissen als vor dem Versagen der Eierstöcke kommen. Das könnte bedeuten, dass einer oder sogar beide Spiegel höher sein müssen. Doch auch dann besteht immer noch die Möglichkeit, dass für manche Frauen nichts mehr so wie vorher ist. Das liegt nicht daran, dass der Körper zu keiner befriedigenden sexuellen Reaktion mehr fähig wäre, sondern vielmehr daran, dass wir noch nicht gelernt haben, das Gleichgewicht der Ovarialhormone so gut einzustellen, wie die Eierstöcke selbst das können.

Vor der Menopause liegt der Gesamtspiegel von Östradiol im Allgemeinen bei 50 bis 200 pg/ml, der des freien Testosterons bei 2.0 bis 12.0 pg/ml mit einem Mittel von 6 pg/ml. Obwohl es vielleicht noch dauern kann, bis das richtige Präparat und die richtige individuelle Dosierung gefunden sind, kann die sexuelle Funktion wesentlich verbessert oder sogar wiederhergestellt werden, wenn ihre Abnahme mit niedrigen Östradiol- und Testosteronspiegeln zusammenhängt. Manchmal hilft eine lokale Testosteroncreme und / oder ein direkt auf die Klitoris oder die Schamlippen aufgetragenes perkutanes L-Arginin-Präparat (z.B. Femoré ™), die sexuelle Reaktionsfähigkeit wiederherzustellen. Doch mit dem Ersatz von Östradiol und Testosteron ist es vielleicht nicht immer getan, in den Eierstöcken wird wesentlich mehr produziert. Das Prohormon, auch Vorläufersubstanz, DHEA (Dehydroepiandrosteron), das zu Testosteron aufgespalten werden kann, könnte vielleicht bessere Dienste leisten als Testosteron selbst. Es gibt bisher nur wenige Studien, die sich mit dem Zusammenhang zwischen dem Ersatz von Ovarialhormonen und der weiblichen sexuellen Reaktionsfähigkeit befasst haben. Hier ist mehr Forschung erforderlich.

Eines der drastischsten Erkenntnisse auf diesem Gebiet ist, dass zwischen der Menopause und einer Kastration kein Unterschied besteht. Schon per definitionem ist nach einer Kastration keine sexuelle Reaktion mehr zu erwarten. Wenn aber nun den Frauen erzählt wird, dass ihre sexuelle Reaktionsfähigkeit zurückkehren werde, heißt das dann, dass es einen Unterschied bei der Kastration von Männern und Frauen gibt? Und wenn ja, warum bezeichnen Ärztinnen und Ärzte Frauen mit nicht mehr funktionierenden Eierstöcken, die also in den Wechseljahren sind, nicht als kastriert? Sexuelle Aktivität ist ein wichtiger Bereich in einer Ehe oder anderen sexuellen Beziehung. Wenn also ein Partner buchstäblich seine sexuelle

Aktivität einbüßt, kann das zu einer Belastung für die Beziehung werden. Ärzte, die den Frauen und auch ihren Partnern versichern, dass die sexuelle Reaktionsfähigkeit auch ohne ausreichende Mengen von Ovarialhormonen zurückkehren werde, verhalten sich falsch und unethisch.

Ein immenser Vorteil der bis ins hohe Alter verlängerten Ovarialfunktion besteht eindeutig in der Fähigkeit, seinen Gefühlen während des ganzen Lebens sexuellen Ausdruck verleihen zu können.

Den Frauen wird erzählt, das Versagen der Eierstöcke sei keine Krankheit. Das stimmt. Es ist nichts weiter als die Tatsache, dass keine Eizellen mehr vorhanden sind, die Monat für Monat heranreifen können. Der Verlust dieser Funktion ist jedoch ein krankheitsstiftendes Kriterium. Es steht außer Frage, dass Frauen mit lebenslang funktionierenden Eierstöcken gesünder wären. Es ist an der Zeit, dass wir selbst und unsere Ärzte bezüglich der fehlenden Lebensqualität in den Wechseljahren ehrlich mit uns sind. Man beseitigt Offensichtliches nämlich nicht, indem man es einfach ignoriert.

Hitzewallungen als Vorboten für das Versagen der Eierstöcke

Hitzewallungen werden im Allgemeinen für eine harmlose Erinnerung daran gehalten, dass die Eierstöcke im Begriff sind, ihre Funktion einzustellen. Sie können nicht ignoriert werden. Sie sind unmissverständlich und unangenehm; sie können ein ständiger Mahner sein, dass die Eierstöcke ihren „Dienst quittieren". Leider merkt man Knochenschwund, Arterienverkalkung oder Bluthochdruck immer erst dann, wenn der Schaden schon angerichtet ist. Hat man keine Hitzewallungen, so heißt das aber nicht, dass man den negativen Auswirkungen der Ovarialinsuffizienz entgeht.

Etwa 75 Prozent der Frauen leiden darunter, wenn ihre Eierstöcke zu versagen beginnen, die meisten haben damit etwa ein Jahr lang zu tun. Für etwa ein Viertel der Frauen dauern sie ungefähr fünf Jahre. Und etwa fünf Prozent von uns schlagen sich Jahrzehnte damit herum, und zwar bis ins hohe Alter. Eine Hitzewallung beginnt im Allgemeinen im Oberkörper, meist um die Brust herum, und breitet sich dann auf Arme, Hals und

Gesicht aus. Es kann zu vermehrtem Schwitzen kommen und insgesamt sehr unangenehm sein. Manche Frauen haben 60 solcher Wallungen pro Tag. Wir wissen nicht, warum sie auftreten, aber wir wissen, dass die Anwendung von Östradiol sowohl Männern als auch Frauen Erleichterung verschaffen kann. [43]

Die wichtigsten Punkte dieses Kapitels:

- ✔ Frauen leben länger als ihre Eierstöcke.
- ✔ Nach dem Versagen der Eierstöcke steigt das Krebsrisiko.
- ✔ Testosteron könnte vor Brustkrebs schützen.
- ✔ Ovarialinsuffizienz erhöht das Risiko, an einer koronaren Herzkrankheit zu leiden.
- ✔ Ovarialinsuffizienz führt zur Zunahme von Osteoporose.
- ✔ Nach der Ovarialinsuffizienz kommt es zu Schlafstörungen.
- ✔ Mit dem Versagen der Eierstöcke nimmt die Sexualfunktion ab.
- ✔ Die Ovarialinsuffizienz wirkt sich deutlich negativ auf den ganzen weiblichen Körper aus.

4. Kapitel: Wie Sie die Ovarialinsuffizienz verhindern können

Wenn wir das Versagen der Eierstöcke verhindern wollen, müssen wir genau wissen, was dabei geschieht. Der Begriff Ovarialinsuffizienz bedeutet, dass der von Natur aus begrenzte Vorrat an Eizellen (Follikeln) erschöpft ist. Wenn eine Frau älter wird und ihre Follikel weniger werden, beginnen sich die Spiegel der Ovarialhormone im Blut zu verändern. Dadurch werden in jedem Zyklus mehrere Follikel bereitgestellt, die aber nicht alle zur Reifung gelangen, sodass die Vorräte früher erschöpft sind, als dies eigentlich der Fall wäre. Gelingt es, das Gleichgewicht der Ovarialhormone im Blut wiederherzustellen, kann dieser Prozess jedoch verlangsamt werden, und der Vorrat an Eizellen reicht für weitere 20 bis 30 Jahre.

Der Eizellvorrat ist begrenzt

Anders als Männer, die während ihres gesamten Erwachsenenlebens immer neue Spermien produzieren, werden Frauen bereits mit einer bestimmten Menge an Eizellen geboren. Diese „warten" so lange in den Eierstöcken, bis sie in einem Zyklus heranreifen und befruchtet werden können. Nach dem Beginn der Menstruation treten jeden Monat etwa 500 Follikel in den etwa sechs Monate dauernden Reifungsprozess ein. In der ersten Hälfte eines jeden Menstruationszyklus erreicht das sechs Monate zuvor bereitgestellte

Kontingent an Follikeln seine endgültige Reife. Jeden Monat gelangt jedoch nur eine einzige Eizelle von ihnen zum Eisprung (Ovulation), wandert durch den Eileiter in die Gebärmutter und steht zur Befruchtung bereit. Alle übrigen Follikel dieses Kontingents sterben ab (siehe Abb. 13). Mit Beginn der Pubertät befinden sich in jedem Eierstock schätzungsweise eine halbe Million Follikel.

Abbildung 13:
Der Reifungsprozess der Eizellen dauert viele Monate

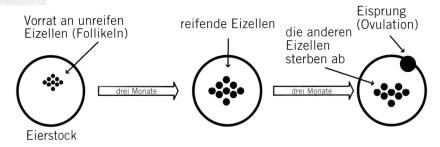

Schätzungen zufolge kann der Vorrat an Eizellen der Frau bei gleich bleibender Bereitstellung reichen, bis sie Anfang 70 ist, was etwa dem Alter entspricht, in dem die Hoden des Mannes beginnen insuffizient zu werden.

Was geschieht nun mit all den anderen Follikeln? Wenn es genug für sechs Jahrzehnte gibt, warum reichen sie dann nur für vier? Könnten anders funktionierende Eierstöcke unter Umständen ein Leben lang aktiv bleiben anstatt nur 40 Jahre?

Der Vorrat an Eizellen erschöpft sich zu früh

Die monatliche Bereitstellung von Follikeln erfolgt im Rahmen eines sehr eng kontrollierten hormonellen Feedbacksystems zwischen den Eierstöcken und den beiden im Gehirn liegenden Strukturen Hypothalamus und

Hypophyse. In solch einem Feedbacksystem wird der Abfall eines Hormonspiegels durch den Anstieg eines anderen kompensiert. In unserem Fall heißt das, die Signale aus dem Gehirn werden direkt von den in den Eierstöcken produzierten Hormonen kontrolliert. Werden mehr Hormone produziert, wird das Signal aus dem Gehirn schwächer.

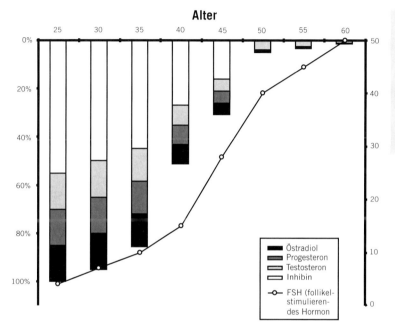

Abbildung 14:
Fallen die Inhibin- und Testosteronspiegel ab, steigt der FSH-Spiegel an; nach dem Versagen der Eierstöcke steigt FSH weiterhin an

Umgekehrt nimmt das Signal aus dem Gehirn zu, wenn die Eierstöcke geringere Hormonmengen produzieren. Diese „Wippe" zwischen Eierstock und Gehirn ermöglicht den Menstruationszyklus. Das Gehirn kommuniziert mit dem Eierstock über das so genannte „follikelstimulierende Hormon" FSH. Die Eierstöcke kommunizieren ihrerseits mit dem Gehirn über Östradiol, Testosteron, Progesteron und Inhibin (ein Eiweißhormon, das die FSH-Freisetzung hemmt). Im Laufe der Zeit fallen die Spiegel von zwei der vier Ovarialhormone (Testosteron und Inhibin) ab. [1,2] Infolgedessen steigt FSH an (siehe Abb. 14). Kurz bevor die Eierstöcke vollständig versagen, sinken die Östradiolspiegel drastisch. Mit ihrer fortschreitenden Insuffizienz und der dadurch immer stärker nachlassenden Hormonproduktion steigen die FSH-Spiegel kontinuierlich weiter. Es ist offensichtlich, dass das ohne Gegenspieler so bleibt: FSH steigt lebenslang, denn es fehlen die Ovarialhormone, die dem Einhalt gebieten würden.

Östradiol und Testosteron unterdrücken die Freisetzung von FSH nur zu etwa 25 Prozent, Progesteron zu etwa 15 Prozent und Inhibin zu etwa 60 Prozent.[3] Im Laufe der Zeit fallen Testosteron und Inhibin so weit ab, dass der FSH-Wert erheblich ansteigt. Infolgedessen kommt es zu einer Störung bezüglich der Bereitstellung und Reifung der Follikel.[4] Durch die erhöhten FSH-Spiegel wird das Kontingent an Eizellen für jeden Menstruationszyklus in etwa verdoppelt, was wiederum dazu führt, dass die Follikel ungefähr 20 bis 30 Jahre früher aufgebraucht sind, als es sonst der Fall wäre.[5, 6, 7, 8] Bedenkt man nun alle mit der Aufrechterhaltung der Ovarialfunktion einhergehenden potenziellen Vorteile, so sind das meiner Meinung nach 20 bis 30 Jahre zu früh.

Abbildung 15: Bereitstellung von Eizellen bei erhöhtem FSH

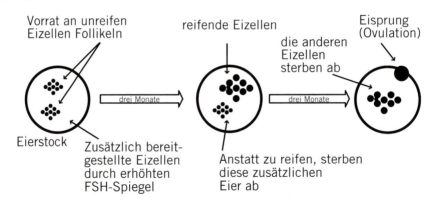

Mit dem Anstieg von FSH steigt die Anzahl der unreifen Follikel, die zusätzlich bereitgestellt werden, wie in Abb. 15 dargestellt. Da die Testosteron- und Inhibinspiegel ziemlich konstant sind, wäre es ein Leichtes, den massiven Anstieg von FSH durch Zugabe ganz geringer Mengen dieser

beiden Hormone zu unterbinden. Dadurch würde sich die Ovarialfunktion normalisieren und es bliebe bei der Bereitstellung eines normalen Follikelkontingents. Somit wäre der Eizellvorrat einer Frau erst etwa mit 74 Jahren erschöpft und nicht schon mit 50 (siehe Abb. 16). [9, 10]

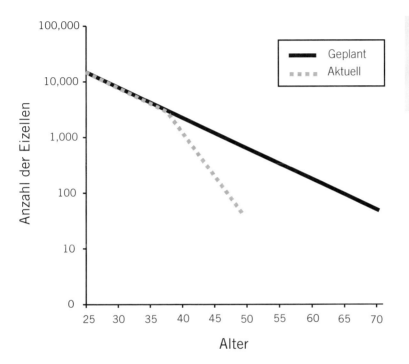

Abbildung 16: Korrelation zwischen Alter und den in den Eierstöcken verbleibenden Eizellen

Wenn wir verstehen, wie die Bereitstellung der Follikel funktioniert, verstehen wir auch, wie es zu einem um Jahrzehnte zu frühen Versagen der Eierstöcke kommt. Wird ihre Funktionsfähigkeit hingegen normalisiert, arbeiten sie länger, genauso wie alle anderen Organe, die behandelt werden.

Die Veränderung der ovariellen Hormonspiegel im Laufe des Lebens

Durch den Anstieg von FSH werden die Eierstöcke stärker stimuliert, als das normalerweise der Fall wäre; dadurch kommt es zu abnormal hohen Östradiol- und Progesteronspiegeln. 11 Die folgende Tabelle 2 zeigt Referenzwerte von gemessenen gesamten und berechneten freien Spiegeln von Östradiol, Progesteron, Testosteron und SHGB bei Frauen unter 30, im Alter zwischen 30 und 40, zwischen 40 und 50, sowie bei Frauen über 50 mit bereits insuffizienten Eierstöcken. [12, 13, 14, 15, 16, 17, 18] Während mit steigenden FSH-Werten die Gesamtproduktion von Östradiol und Progesteron zunimmt, fällt Testosteron ab. Das kommt daher, dass die Eierstöcke und die Nebennieren etwa die gleichen Mengen an Testosteron produzieren. Im Alter zwischen 25 und 30 Jahren beginnen die Nebennieren jedoch, ihre Testosteronproduktion herunterzufahren. [19] Somit lässt sich insgesamt eine Verminderung von Testosteron feststellen. Der Abfall der Testosteronproduktion in den Nebennieren trägt zum Anstieg von FSH und der vorzeitigen Erschöpfung des Eizellvorrates bei.

Alter	Östradiol Gesamt (pg/ml)	Östradiol Frei (pg/ml)	Testosteron Gesamt (ng/dL)	Testosteron Frei (pg/ml)	Progersteron Gesamt (ng/ml)	Progersteron Frei (pg/ml)	SHBG (nM/L)
<30	30–300	3,3	40–100	6,0–15,0	11,0	330	40–60
30–40	40–300	3,4	30–80	4,5–12,0	12,4	372	50–70
40–50	50–300	3,5	25–50	3,0–7,5	13,8	414	60–80
>50 Ovarialinsuffizienz	12–20	0,16	10–30	1,5–3,0	<0,5	15	80–110

Tabelle 2: Referenztabelle gemessener Hormonspiegel, freies Östradiol auf der Grundlage von 2.0 Prozent und durchschnittlich 125-150 pg/ml bei Frauen mit funktionierenden Eierstöcken und 1 Prozent freiem Östradiol bei Frauen mit Eierstockversagen. Angenommen wurden 1,5 Prozent freies Testosteron bei Frauen mit Ovarialfunktion und etwa 1 Prozent bei Frauen ohne Ovarialfunktion. Angenommen wurden ferner 3 Prozent freies Progesteron.

Das Risiko angeborener Schäden

Mit dem beginnenden Abfall der Testosteron- und Inhibinspiegel steigt das Risiko von angeborenen Schäden nachweislich. Wir wissen, dass es mit dem Anstieg von FSH zu einer Störung in der Bereitstellung und Reifung von Eizellen kommt. [20] Infolgedessen kommt es zu einer Abnahme der Fruchtbarkeit. Die Störung verschlimmert sich mit steigendem FSH. Studien mit Frauen Anfang 30 zeigen, dass eine Störung in der Follikelreifung mit einer Zunahme von angeborenen Schäden einhergeht. Die meisten Veränderungen des Erbgutes treten bei sehr hohen FSH-Spiegeln auf. [21] Das lässt sich am Risiko für Trisomie 21 (so genanntes „Down-Syndrom") ablesen, das gleichzeitig mit dem Anstieg von FSH zunimmt (siehe Abb. 17). Es stellt sich nun die Frage, ob angeborene Schäden reduziert werden können, wenn man den Anstieg von FSH verhindert und die Ovarialfunktion normalisiert, und ob das Risiko von genetischen Schäden bei Kindern spät gebärender Frauen selbst mit normalisierter Ovarialfunktion das gleiche wäre. Dies sind Fragen, die nur klinische Studien endgültig beantworten können. Beim jetzigen Kenntnisstand kann man einen höheren Anteil von genetischen Schäden durch eine verlängerte Funktionszeit der Eierstöcke weder bestätigen noch ausschließen. Könnte dieses Risiko durch den Einsatz von Testosteron und Inhibin zur Aufrechterhaltung bestimmter FSH-Spiegel dramatisch verringert werden? Solange sich die Forschung nicht auf dieses Gebiet konzentriert, kann es keine eindeutigen Antworten geben.

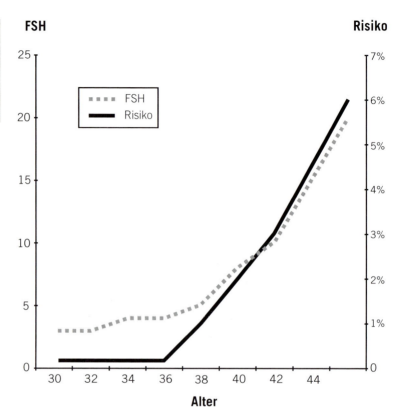

Abbildung 17: Trisomie-21-Risiko und FSH in Korrelation zum Alter

Testosteron unterstützt die Follikelreifung im frühesten Wachstumsstadium, indem es die Bildung von FSH-Rezeptoren (FSHr) direkt auf den Eizellen stimuliert. Die Rezeptoren verstärken im Laufe des Reifungsprozesses die Wirkung von FSH. [22, 23] Fallen die Androgenspiegel (z. B. von Testosteron) ab, wird die Wirksamkeit des Prozesses gemindert. [24] Die in den Eierstöcken gespeicherten Follikel befinden sich in einem sehr primitiven Stadium. Es könnte sein, dass sich die Follikel-DNA im Laufe der Zeit verändert und genetische Schäden verursacht. Gegenwärtig sinkt die Fruchtbarkeit bei Frauen Anfang 40 deutlich, doch es ist bisher nicht geklärt, ob eine Verlängerung um einige Jahrzehnte zu mehr angeborenen Schäden führen würde.

Geburtenkontrolle

Bei verlängerter Ovarialfunktion würde eine bequeme Empfängnisverhütung für die Frau notwendig werden, die im Falle eine Schwangerschaft nicht zu angeborenen Schäden führt. Bei vielen hormonellen Verhütungsmitteln besteht jedoch solch ein Risiko, wenn es doch zu einer Schwangerschaft kommt. Das liegt daran, dass die Antibabypille, das Antibabypflaster, der empfängnisverhütende Vaginalring und die Gestagen-Monopräparate Hormone enthalten, denen der wachsende Fötus in der Gebärmutter normalerweise nicht ausgesetzt wäre. Viele dieser Hormone kommen im Körper natürlicherweise nämlich gar nicht vor. Anstatt den Eisprung durch veränderte Östrogen- und Progesteronwerte zu unterdrücken, könnte man eine Empfängnis durch die Zufuhr von Inhibin und Testosteron wirksam verhüten, da sie natürliche, vom Körper selbst produzierte Hormone sind. Diese Kombination wurde Anfang der 1980er als Verhütungsmethode für den Mann vorgeschlagen, da sie die Bildung von sowohl FSH als auch LH (luteinisierendes Hormon, Gelbkörperhormon) sehr effektiv unterdrückt und so für eine gewünschte vorübergehende Unfruchtbarkeit sorgt.[25] Männliche und weibliche Verhütung beruhen jedoch auf demselben Prinzip, nämlich der Unterdrückung von FSH und LH. Somit eignet sich diese Form der Kontrazeption für Männer und Frauen gleichermaßen.

Ein weiterer Vorteil von Inhibin besteht darin, dass es FSH zwar wirksam unterdrückt, aber den Spiegel von freiem Testosteron nicht verändert. Das ist wichtig, denn die Antibabypille, die ein orales Östrogen enthält, vermindert die Menge an freiem Testosteron um die Hälfte, indem sie für einen starken Anstieg des Bindungsproteins SHBG sorgt. Es wurde ja bereits geschildert, dass Testosteron eine wichtige Rolle bei der Verhinderung von Brustkrebs spielen könnte. Empfängnisverhütende Mittel mit natürlichen, körpereigenen Hormonen, die andere wichtige Hormonspiegel nicht negativ beeinflussen, machen die Kontrazeption für Frauen und ihre ungeborenen Kinder sicherer.

Schützen Sie Ihre Eierstöcke

Der Einsatz von Medikamenten, die den Follikeln in den Eierstöcken schaden oder das hormonelle Gleichgewicht verändern und damit ihre Erschöpfung beschleunigen können, sollte möglichst vermieden werden. Östradiol- oder testosteronsenkende Präparate unterlaufen die Unterdrückung von FSH, stören die Funktion der Eierstöcke und führen dazu, dass der Eizellvorrat zu früh aufgebraucht ist. Alle Medikamente, die bei Männern als Testosteronsenker wirken, wirken auch bei Frauen so. Und alle Präparate, die für die Hoden giftig sind, sind es natürlich auch für die Eierstöcke.

Es überrascht, dass vielleicht auch die Antibabypille zu einer vorzeitigen Erschöpfung der Eizellen beitragen kann. Das liegt daran, dass trotz Pille weiterhin Follikel bereitgestellt werden. Die Pille unterdrückt sowohl die vollständige Reifung dieser Eizellen, als auch den Eisprung und schützt so die Frau vor einer Schwangerschaft. Orale Verhütungsmittel unterdrücken wohl die Bildung von FSH, reduzieren jedoch dabei das freie Testosteron um mindestens die Hälfte. Damit wird das empfindliche hormonelle Gleichgewicht gestört, das für die Menge der pro Menstruationszyklus bereitgestellten Follikel verantwortlich ist. Es werden also mehr Follikel bereitgestellt, und so kommt es schließlich zu einem früheren Beginn der Ovarialinsuffizienz. Eine beobachtende Studie in den Niederlanden ergab, dass die Zeit bis zum Versagen der Eierstöcke mit jedem Jahr der Pilleneinnahme um 1,2 Monate verkürzt wird. [26] Also muss eine Frau, die 20 Jahre lang die Pille genommen hat, mit einem um etwa zwei Jahre früheren Einsetzen der Menopause rechnen.

Frauen mit einem höheren Testosteronspiegel sind tendenziell später davon betroffen. Das ist schlüssig, denn ein höherer Testosteronspiegel bedeutet eine längere Unterdrückung von FSH, sodass die normale Follikelreifung auch mit zunehmendem Alter der Frau länger erhalten bleibt. Frauen mit leichtem Übergewicht und solche, die Sport treiben, neigen zu einem messbar höheren Testosteronspiegel als normal- und untergewichtige Frauen. Übergewichtige Frauen haben ein etwas anderes Enzymgleichgewicht und daher höhere freie Testosteronwerte. Bei sportlichen Frauen erklärt sich der höhere Spiegel unter anderem dadurch, dass der Blutstrom während und kurz nach der sportlichen Betätigung aus der Leber in die Muskeln umgeleitet wird. Da Hormone in der Leber abgebaut werden, bedeutet ein verringerter Blutstrom zur Leber, dass mehr Testosteron im Blut verbleibt. [27]

Viele Substanzen, darunter Zigarettenrauch, Chemotherapeutika und Alkohol, sind Gift für die Eierstöcke. Werden sie ihnen lange ausgesetzt, ist das schädlich und führt dazu, dass sie früher insuffizient zu werden beginnen; insbesondere durch das Rauchen um ein bis zwei Jahre, das ist dokumentiert. [28] Rauchen führt zu einem Anstieg des Testosteron-Bindungsproteins SHBG (Sexual-Hormon bindendes Globulin). [29,30] Sie erinnern sich, dass höhere SHBG-Werte zu einer Verminderung des freien Testosterons führen. Auch viele Medikamente steigern die SHBG-Spiegel. [31] Eine gut funktionierende und streng kontrollierte Feedback-Schleife zwischen den Eierstöcken und dem Gehirn ist die beste Garantie für eine lebenslange normale Funktion Ihrer Eierstöcke.

Die Ärzte beginnen allmählich zu verstehen, dass man die Eierstöcke vor den schädlichen Auswirkungen der bei vielen verschiedenen Krebsarten eingesetzten Chemotherapie schützen kann. Davon zeugen zurzeit laufende wichtige klinische Versuche, die nur darauf zugeschnitten sind, den Schaden für die Eierstöcke während einer Chemotherapie zu begrenzen. Anstatt auf das Prinzip Hoffnung zu setzen, werden Medikamente verabreicht, die das FSH auf einen sehr niedrigen, die Ovarialfunktion unterdrückenden Spiegel absenken. Erst dann wird mit der Chemotherapie begonnen. Die Unterdrückung der Ovarialfunktion wird noch eine Zeit lang nach der Chemotherapie fortgesetzt. Einer dieser Versuche zeigt bereits, dass die Eierstöcke auf diese Weise weniger Schaden nehmen, als es ohne eine solche Maßnahme der Fall wäre. Bisher sind die Ergebnisse dieses Versuchs sehr gut. Bei allen Frauen, die vorab mit supprimierenden Medikamenten behandelt wurden, setzte die Ovarialfunktion nach der Chemotherapie wieder ein. Bei allen nicht entsprechend behandelten Frauen wurden die Eierstöcke ernsthaft geschädigt. [32] Ein anderer Versuch führte zu ähnlich guten Ergebnissen. [33] All das zeigt deutlich, dass ein Schutz möglich ist.[34,35] Je nach Art der Krebserkrankung müssen die Patientinnen dennoch mit ihren Behandlern die mit der verlängerten Ovarialfunktion verbundenen Risiken und Vorteile ernsthaft abwägen.

Es gibt auch Dokumentationen über das Frühversagen der Eierstöcke bei Alkoholikerinnen, da chronischer Alkoholismus zu einer Leberschädigung führen kann. Diese wirkt sich negativ auf das für die Kontrolle der Ovarialfunktion verantwortliche empfindliche Hormongleichgewicht aus. Auch die Hoden werden durch chronischen Alkoholismus ähnlich irreversibel geschädigt. [36, 37]

Sie können nun erkennen, dass es vielleicht eine Möglichkeit gibt, das vorzeitige Versagen der Eierstöcke oder die Menopause zu verhindern. Es geht dabei nicht nur darum, dass die Eierstöcke zum Vorteil für die Gesundheit ein Leben lang funktionieren sollen, sondern auch um die potenzielle Reduzierung von angeborenen Schäden bei Kinderwunsch von älteren Frauen. Mit einem entsprechenden Behandlungsangebot sollten Frauen dabei unterstützt werden, dass ihre Eierstöcke so lange wie möglich optimal funktionieren. Sie sollten selbst entscheiden können, ob sie mit oder ohne funktionierende Eierstöcke leben wollen.

Die wichtigsten Punkte dieses Kapitels:

✔ Frauen haben einen begrenzten Vorrat an Eizellen.

✔ Die Eizellvorräte erschöpfen sich mit zunehmendem Alter der Frau immer schneller.

✔ Die Spiegel der Ovarialhormone verändern sich mit zunehmendem Alter.

✔ Mit steigenden FSH-Werten steigt das Risiko von Geburtsschäden.

✔ Sie müssen Ihre Eierstöcke schützen, damit sie so lange wie möglich intakt bleiben.

5. Kapitel: Die Wiederherstellung des hormonellen Gleichgewichts

Die Funktionsfähigkeit der Eierstöcke zu verlängern, bedeutet, das Gleichgewicht der sie kontrollierenden Ovarialhormone wiederherzustellen. Dazu muss man das „richtige" Gleichgewicht finden. Das Gleichgewicht, das Sie erreichen wollen, hängt von Ihren persönlichen Zielen ab. Welche Ziele und welches Gleichgewicht Sie auch wählen mögen, Sie brauchen dazu die richtigen Hormone, die für Ihre Situation in der richtigen Weise bereitgestellt werden. Erst dann können Sie Nutznießerin der sich dadurch bietenden gesundheitlichen Vorteile werden.

Wie Sie das normale hormonelle Gleichgewicht der Eierstöcke wiederherstellen können

Ziel ist es, unabhängig vom Alter, die Funktion der Eierstöcke zu regulieren, und wenn das nicht mehr möglich ist, ihr normales hormonelles Gleichgewicht wiederherzustellen. Mit etwa dreißig Jahren beginnt die Ovarialfunktion sich zu verändern [1], man spricht hier von ovarieller Fehlregulation. Sie ist vergesellschaftet mit einer Zunahme von angeborenen

Schäden bei Kindern spät gebärender Mütter, einem steigenden Risiko für Brustkrebs und Herzerkrankungen sowie anderen negativen Auswirkungen auf den Körper.

Für eine optimale Kommunikation zwischen dem Gehirn und den Eierstöcken bedarf es einer gut funktionierenden Wechselbeziehung, einer Art von „Wippe" (siehe Seite 71). Am besten klappt das, wenn entsprechende Spiegel von Östradiol, Testosteron, Progesteron und Inhibin zur Verfügung stehen und gemeinsam die FSH-Spiegel unterdrücken, die sonst kontinuierlich ansteigen. So lange, wie die Eierstöcke weiterhin normal funktionieren, bleiben die Östradiol- und Progesteronspiegel konstant. Im Laufe der Zeit fällt das Gesamt-Testosteron jedoch ab, da die Nebennieren weniger ausschütten, und es kommt auch zu einem Absinken des in den Eierstöcken gebildeten Inhibin. Um die Funktion zu normalisieren und die Bereitstellung der Eizellen konstant zu halten, wäre es nötig, Testosteron und Inhibin mithilfe bioidentischer Hormonpräparate zu ersetzen. Leider kann nur Testosteron ersetzt werden, da Inhibin für Frauen gegenwärtig nicht zur Verfügung steht. (Inhibin wird nicht im Handel angeboten, aber routinemäßig zu Forschungszwecken eingesetzt.) Eine Anhebung des Testosteronspiegels auf das in jungen Jahren normale Niveau könnte die Funktionsfähigkeit der Eierstöcke um eine gewisse Zeit verlängern, da sich die damit verbundene längere Unterdrückung von FSH positiv auswirkt (siehe Seite 72). Sind die Eierstöcke bereits insuffizient und reagieren nicht mehr, können zumindest die gesundheitlichen Vorteile funktionierender Eierstöcke erhalten bleiben durch einen Ausgleich der Ovarialhormone mit Mengen, die denen in jungen Jahren entsprechen.

Es ist wichtig daran zu denken, dass vielleicht gar nicht alle Ovarialhormone zugeführt werden müssen; man sollte aber darauf vorbereitet sein, dass das notwendig werden könnte. Solch eine Behandlung sollte von einem Arzt begleitet werden, der sich sehr gut mit den verschiedenen zur Verfügung stehenden Präparaten auskennt. Der Arzt sollte auch mit den verschiedenen möglichen Darreichungsformen vertraut sein und auf die Wünsche und bereits gemachten Erfahrungen seiner Patientin eingehen. Um Frauen während ihres Erwachsenenlebens bei der Erhaltung ihres ovariellen Hormongleichgewichts zu unterstützen, bedarf es eines ganz neuen, auf die Funktion der Eierstöcke besonders spezialisierten Fachgebietes, der gynäkologischen Endokrinologie.

Bestimmen Sie Ihre Ziele

Zur Normalisierung der Funktion und als Ersatz nach dem Ovarialversagen sind verschiedene Hormone notwendig. Arbeiten die Eierstöcke noch, sollten Testosteron und Inhibin zur Erhaltung der entsprechenden Spiegel zugeführt werden (siehe Tabelle 3). Funktionieren sie wieder normal, sind auch wieder normale Spiegel von Östradiol und Progesteron zu erwarten. Sind die Eierstöcke jedoch bereits insuffizient, helfen die in Tabelle 4 angegebenen Zielwerte dabei, die im Blut gemessenen Hormonspiegel auf das entsprechende Niveau anzuheben.

Progesteron spielt eine wichtige Rolle bei der Wiederherstellung des ovariellen Hormongleichgewichts, unabhängig davon, ob eine Frau ihre Gebärmutter noch hat oder nicht. [2] Das liegt daran, dass die Progesteron-Rezeptoren nicht nur in der Gebärmutter sondern überall im Körper vorkommen. Es hat sich auch gezeigt, dass Progesteron ebenso wirksam für die Erhaltung der Elastizität der Blutgefäße ist wie Östradiol, was zur Prophylaxe von Herzerkrankungen beiträgt. Auf Seite 103 (*Was Ihr Laborbericht aussagt*) sind die empfohlenen Mindestspiegel von Testosteron und Östradiol angegeben, mit denen dem „Östradiol-Mangelzustand" des Brustgewebes vorgebeugt werden kann. Wie in diesem Abschnitt besprochen wird, ist ein präziser Labortest (wie die Equilibrium-Dialyse und Equilibrium-Ultrafiltration zur Überprüfung dieser Spiegel wichtig. [3,4]

Ziel:	Freies Östradiol	Freies Testosteron	Freies Progesteron	Inhibin	FSH
Erhaltung der Ovarialfunktion (Empfehlung)	2 pg/ml am 5. Tag	6,0 pg/ml am 3.–5. Tag	275 pg/ml am 21. Tag	240 pg/ml am 3.–5. Tag	<6,0 pg/ml am 3.–5. Tag

Tabelle 3: Empfohlene Hormonspiegel vor dem Versagen der Eierstöcke

Ziel:	Freies Östradiol	Freies Testosteron	Freies Progesteron
Osteoporose-Prophylaxe	0,20 pg/ml	6,0 pg/ml	
Sexualfunktion	1–4 pg/ml	2,0–12,0 pg/ml (im Mittel 6 pg/ml)	
Wiederherstellung des ovariellen Hormongleichgewichts (Empfehlung)	2 pg/ml	6,0 pg/ml	275 pg/ml am 21. Tag

Tabelle 4: Empfohlene Hormonspiegel nach der Ovarialinsuffizienz

Entsprechende Hormonpräparate

Die Entscheidung, welche Präparatekombination die richtige ist, hängt vom jeweiligen Ziel ab. Die folgende Tabelle 5 zeigt das Für und Wider oraler und perkutaner Präparate.[5] Dabei geht es jedoch eher um freies Östradiol und Testosteron als um die Gesamtspiegel. Als allgemein anerkannt gilt, dass nur der freie Anteil eines Hormons aktiv ist, der gebundene ist inaktiv.

Sie erinnern sich, dass durch oral verabreichtes Östradiol das Bindungsprotein (SHBG) ansteigt, das Östradiol und Testosteron im Blut zurückhält. Bei einigen Frauen könnte es auch den HDL-Wert, das „gute" Cholesterin, erhöhen. Es muss jedoch beachtet werden, dass bei oraler Einnahme von Östrogen auch die Erhöhung der Triglyzeride möglich ist, die einen Risikofaktor für Herzerkrankungen und Diabetes darstellen. Dadurch könnte es dann zu einer Absenkung von HDL kommen (anstelle der erwarteten Erhöhung).

	Freies Östradiol	Freies Testosteron	Triglyzeride	HDL	
Östradiol, oral	↑	↓ um die Hälfte	↑ oder ↓	↑ oder ↓	Erhöhtes Diabetesrisiko
Östradiol, perkutan	↑	ebenso	ebenso	ebenso	
Testosteron, oral	↑	↑		↓	Erhöhtes Risiko für Leberkrebs
Testosteron, perkutan	ebenso	↑		↓	

Tabelle 5: Auswirkungen der Darreichungsform auf den Hormonspiegel

Eine weitere Überlegung geht dahin, dass der Anstieg von SHBG zu einer Abnahme des freien Östradiols und Testosterons führt. Soll dies vermieden werden, ist die perkutane Anwendung von Östradiol über die Haut als Creme oder Pflaster am besten.

Da ein Pflaster nur wenig Dosierungsspielraum lässt, kann je nach Zielsetzung die Anwendung mehrerer Pflaster notwendig werden. Ein Östradiolpflaster mit 0,1 mg Wirkstoff kann beispielsweise den Östradiolspiegel auf 17 bis 195 pg/ml erhöhen. Das ist ein sehr großer Bereich, und er ist unabhängig vom Körpergewicht. [6] Es dauert nur etwa einen Tag, bis ein konstanter Spiegel erreicht ist, sodass ein Bluttest zwei Tage nach dem Aufkleben des Pflasters darüber Auskunft geben kann, wie gut das Östradiol durch die Haut aufgenommen wird.

Es gibt auch eine von der amerikanischen Gesundheitsbehörde FDA zugelassene Östradiolcreme und schon bald wird es auch ein Östradiolgel geben. (In Deutschland sind ebenfalls entsprechende rezeptpflichtige Cremes und Gels, zum Beispiel *Overstincreme®*, *Gynokadingel®* und *Sisaregel®* erhältlich. Wählen Sie zusammen mit Ihrem Arzt das für Sie richtige Präparat aus.) Die Absorption der Creme ist sehr variabel. Ein Pflaster wird nicht nur anders dosiert als eine Creme, sondern es ist auch ein Unterschied, ob man 0,1 mg Östradiol als Pflaster oder als Creme anwendet. Das liegt daran, dass das Pflaster den Wirkstoff nur sehr langsam über einen ganzen Tag abgibt. Es wird sehr dicht auf die Haut geklebt und größtenteils absorbiert; dabei geht also sehr wenig Östradiol verloren. Bei der Verteilung einer Creme auf der Haut geht dagegen viel verloren, man braucht also mehr Östradiol, um dieselbe Menge wie durch ein Pflaster aufzunehmen.

Als Faustregel gilt, etwa 3,5 g Östradiolcreme (zum Beispiel Estrasorb™) heben den Östrogenspiegel auf etwa 50 pg/ml an.[7] Wenn Sie eine vom Apotheker hergestellte Creme verwenden, fragen Sie nach einem langsamer einziehenden Salbengrundstoff, der über einen längeren Zeitraum für einen konstanten Östradiolspiegel sorgt. Da die Halbwertszeit von Östradiol sehr kurz ist, wird für einen konstanten Östradiolspiegel wahrscheinlich eine zweimalige Anwendung pro Tag notwendig sein.

Die Anwendung von Progesteron sollte am besten über ein (noch zu entwickelndes) Pflaster erfolgen, da es in Pillenform oder als Creme zu schnell absorbiert wird und extreme Müdigkeit verursacht. Nachts mag sich diese Nebenwirkung als hilfreich erweisen, doch tagsüber kann es damit Probleme geben. Nach dem heutigen Stand der Technik müsste ein reines Progesteronpflaster ein wenig größer als das kleinste Östradiolpflaster sein und jeden Monat 14 Tage lang täglich gewechselt werden.[8] Doch bei verbesserter Technologie läge die Herstellung eines Pflasters, das länger getragen werden kann, sicher im Bereich des Möglichen. Man muss sich merken – und das ist wichtig –, dass die Entwicklung eines Progesteronpflasters grundsätzlich möglich ist. Ob es jemals dazu kommen wird, hängt weitgehend vom Interesse der Pharmaindustrie ab, diesen Bedarf zu erkennen und ihm Rechnung zu tragen.

Wie Sie jedoch wissen, gibt es zurzeit keine für Frauen zugelassenen Testosteron- oder Inhibin-Präparate. Eine Apotheke, die selbst Präparate herstellt, kann auch Testosteron verarbeiten, und Testosteronpräparate für Männer sind gegebenenfalls auch für Frauen geeignet. Vielleicht gibt es ja bald eine weitere Möglichkeit: Das Testosteronpflaster für die Frau. Gegenwärtig ist es nur zur Verbesserung der Sexualfunktion im Handel. Seine Zusammensetzung ist auf die Anwendung für drei bis vier Tage beschränkt, in denen es sehr kleine Testosteronmengen abgibt. Der damit erzielte Testosteronspiegel bewegt sich im normalen prä-menopausalen Rahmen.

Testosteron gibt es auch als Pillen, Cremes, Tabletten (Pastillen) oder Gels. Studien zum Testosteronersatz für Frauen zeigen, dass man mit einem

Pflaster oder Gel den normalen Testosteronspiegeln anscheinend am nächsten kommt. Optimal wäre ein in der Anwendung bequemes und zugleich wirksames Produkt. Als Faustregel gilt, 1 mg Testosteron in einer Creme oder einem Gel erhöht den Testosteronspiegel um etwa 25 ng/dl. Doch ungeachtet der Methode, die zur Erzielung eines zufriedenstellenden Spiegels an freiem Testosteron angewendet wird, ist es möglich, dass das Gesamt-Testosteron höher ist als der empfohlene Bereich (<86 ng/dl). Zur Erreichung der jeweiligen Ziele sollte man sich zuerst auf das freie Testosteron konzentrieren und versuchen, das Gesamt-Testosteron möglichst unter 100 ng/dl zu halten. Solange es keine speziell für Frauen entwickelten Präparate gibt, kann es durch den Einsatz von solchen Produkten, die eigentlich auf Männer zugeschnitten sind, eventuell zu höheren Spiegeln an freiem und Gesamt-Testosteron kommen, als sie normalerweise bei Frauen üblich sind.

Eine Zunahme der Körperbehaarung (Hirsutismus) und andere männliche Charakteristika bereiten bei der Anwendung von Testosteronpräparaten immer wieder Sorgen. Bedenken Sie aber, dass sie nur ersetzen, was Ihre Eierstöcke auch schon einmal selbst produziert haben, und dass Ihr Körper Testosteron erkennt und entsprechend nutzt. Er braucht es, um seine Aufgaben gut zu erfüllen. Vielleicht bekommen Sie zu Anfang Pickel oder Akne, doch Sie können die Dosierung natürlich jederzeit anpassen. Wenn Sie früher keine Hautprobleme hatten und sich mit der momentanen Dosis wohl fühlen, dann ist es ziemlich unwahrscheinlich, dass Sie auf einmal einen Bart oder eine tiefere Stimme bekommen. Es ist viel wahrscheinlicher, dass sich männliche Merkmale entwickeln, wenn das ovarielle Hormongleichgewicht nicht stimmt. Denn ohne den Einfluss normaler Östradiolspiegel kann selbst ganz wenig Testosteron im Laufe der Zeit zu einer Vertiefung der Stimme und vor allem im Gesicht zu vermehrtem Haarwuchs führen.

Das einzige zurzeit von der US-Gesundheitsbehörde zugelassene bioidentische Progesteronpräparat ist *Prometrium*™ und wird oral verabreicht. Es gibt viele Präparate unter dem Namen Progesteron, doch nur dieses eine ist wirklich mit dem menschlichen Progesteron identisch. Alle anderen Präparate werden aus chemisch veränderten Molekülen von Testosteron oder Progesteron hergestellt und entsprechen nicht 1:1 dem körpereigenen Progesteron; ihre Funktion beschränkt sich lediglich auf das

Auslösen der Menstruation. *Prometrium*™ ist ein wichtiges Präparat, da es das einzig verfügbare bioidentische Progesteron ist. Es markiert zwar einen wichtigen Durchbruch – wie das auch beim Testosteron-Pflaster hoffentlich irgendwann der Fall sein wird – hat aber auch Nachteile: Es kann zum Beispiel sehr sedierend (einschläfernd) wirken und zu sehr hohen Progesteronspiegeln führen, die je nach Dosierung etwa zwei bis fünf Mal höher als normal sind. Nimmt man *Prometrium*™ zu den Mahlzeiten ein, wird es stärker absorbiert, und der Spiegel steigt gegenüber der Nüchterneinnahme auf einen doppelt so hohen Wert an. Dadurch können alle Nebenwirkungen, wie extreme Müdigkeit, verstärkt werden. [9] Die Nachteile von Prometrium™ machen deutlich, dass es noch kein passendes Präparat zur Wiederherstellung eines ovariellen Hormongleichgewichts gibt. Doch selbst trotz dieser Nachteile ist *Prometrium*™ jedem patentrechtlich geschützten, nicht bioidentischen Progesteron weit überlegen.

Der Körper braucht Zeit, um sich an Veränderungen in der Dosierung zu gewöhnen; geben Sie ihm also bitte zwei bis vier Wochen. Und seien Sie versichert, dass sich ein Gleichgewicht einstellen kann.

Die Normalisierung der Ovarialfunktion

Das ovarielle Hormongleichgewicht ist zur langsamen und gleichmäßigen Bereitstellung von Follikeln aus den Eierstöcken erforderlich. Solange diese Voraussetzung gegeben ist, sollte der Eizellvorrat einer Frau reichen, bis sie mindestens 70 Jahre alt ist. Es ist empfehlenswert, schon ab einem Alter von 30 Jahren die ovariellen Hormonspiegel überprüfen zu lassen. Ich glaube, dass die Supplementierung mit Inhibin und/oder Testosteron zur Erhaltung optimaler Spiegel führen würde (siehe Tab. 3). Wenn die Eierstöcke normal arbeiten, sind auch die Östradiol- und Progesteronspiegel normal hoch; ein Ersatz ist dann nicht nötig. Meiner Ansicht nach müssen nur das von den Nebennieren gebildete Testosteron und das von den Eierstöcken gebildete Inhibin ersetzt werden (siehe Abb. 18). Es sollten Studien durchgeführt werden, die bestätigen können, dass durch eine Supplementierung dieser beiden Hormone die Menopause der Frau um Jahrzehnte verschoben beziehungsweise ganz verhindert werden kann.

Der wahrscheinlich beste Weg, den Testosteronspiegel über den ganzen Tag hinweg stetig und gleichmäßig schwankungsfrei zu erhöhen, ist ein Testosteronpflaster. Man kann auch eine Testosteron-Creme verwenden, oder sogar DHEA (Dehydroepiandrosteron, in der Nebennierenrinde produzierte Vorstufe der Androgene) einnehmen, das oral besser absorbiert wird als über die Haut. Leider stehen zurzeit keine Testosteronpräparate für Frauen mit dieser Indikation zur Verfügung (siehe S. 86). Testosteron und Inhibin sollten aber unbedingt den normalen Spiegeln so nahe wie möglich kommen, damit FSH auf einem angemessenen Niveau bleibt (siehe Abb. 19). Zum Glück ist es inzwischen möglich, Ärzte vom Erfolg der Bemühungen zur Wiederherstellung der Ovarialfunktion zu überzeugen, da das Volumen der Eierstöcke mittels Ultraschall bestimmt werden kann. Aufgrund des Volumens kann der Arzt berechnen, wann die Eizellvorräte erschöpft sein und ihre Funktion einstellen werden. [10] Damit verfügen Sie nun über das gesamte Instrumentarium, das Sie brauchen, damit die Funktion Ihrer Eierstöcke ein Leben lang erhalten bleibt.

Sollte es während der Supplementierung von Testosteron zu einer Schwangerschaft kommen, so könnte ein Zuviel davon dem Fötus schaden. Ein für Frauen konzipiertes Testosteronpflaster ist zurzeit in den USA in der klinischen Prüfung, wird aber, falls es zugelassen wird, leider nur in zwei Dosierungen erhältlich sein. Es könnte individuell jedoch eine andere als die verfügbare Dosis nötig sein, damit es wieder zu einer stetigen und gleichmäßigen Bereitstellung von Follikeln kommt. Gibt es diese Dosierung nicht fertig zu kaufen, so kann sie von einem Apotheker entsprechend hergestellt werden. Auch Inhibin wird zurzeit nicht im Handel angeboten, aber routinemäßig zu Forschungszwecken eingesetzt.

Ziel dieser Forschung ist ironischerweise, mehr über die Fortpflanzung des Mannes zu erfahren. Der Ruf nach einem Inhibin-Präparat wurde vor mehr als 20 Jahren laut; damals wollten Forscher mit einer Kombination aus Inhibin und Testosteron die Verhütung für Männer einführen. [11] Letztlich liegt es an der Pharmaindustrie zu erkennen, wie wichtig die Normalisierung der Ovarialfunktion ist und die dafür benötigten Präparate für Frauen herzustellen.

5. Kapitel: Die Wiederherstellung des hormonellen Gleichgewichts

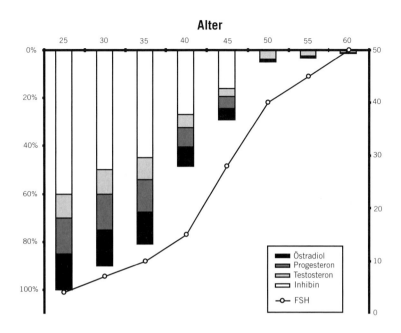

Abbildung 18: Nicht supplementierte Ovarialfunktion

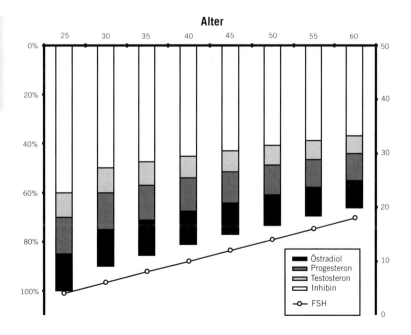

Abbildung 19: Normalisierte Ovarialfunktion mit zusätzlichem Inhibin und Testosteron

Die wichtigsten Punkte dieses Kapitels:

✔ Für eine optimale Gesundheit ist die Wiederherstellung des ovariellen Hormongleichgewichts wichtig.

✔ Sie müssen Ihr Ziel kennen, bevor mit der Wiederherstellung Ihrer ovariellen Hormonspiegel begonnen werden kann.

✔ Wählen Sie das für Sie geeignete Präparat!

✔ Die Normalisierung der Ovarialfunktion ist der Schüssel für ein langes Leben der Eierstöcke.

6. Kapitel: Die Standard-Hormonersatz-Therapie der *Women's Health Initiative*

Bei der HET (Hormonersatz-Therapie) handelt es sich um die orale Einnahme eines Östrogens (meist *Premarin*™ / *Presomen*®) und eines Progestins (meist *Provera*™ / *Prodafem*®). Die Bezeichnung Hormonersatz-Therapie ist irreführend, da sie impliziert, dass die von den Eierstöcken gebildeten Hormone ersetzt werden. Wir wissen jedoch, dass die Eierstöcke Östradiol, Testosteron und Progesteron produzieren. Da zur Standard-HET ein orales Östrogen und ein Progestin gehören, würde man annehmen, dass zumindest Östradiol und Progesteron ersetzt werden. Tatsächlich werden aber nur minimale Mengen von Östradiol eingesetzt und freies Testosteron wird um mindestens die Hälfte reduziert, sodass das dadurch erzielte hormonelle Gleichgewicht sogar niedriger als nach der Menopause ist. In der in den letzten 75 Jahren praktizierten HET war ein Ersatz der Ovarialhormone nie vorgesehen. Wer sich ihr unterzieht, bleibt mit den Östradiol-Werten weiterhin im menopausalen Bereich; dasselbe gilt für Testosteron und Progesteron.

Die *Women's Health Initiative* (WHI, amerikanische Initiative für die Gesundheit der Frau) war ein groß angelegter klinischer Versuch, der Anfang der 1990er die Wirksamkeit eines bestimmten Behandlungsschemas untersuchen sollte. Man wollte auf diese Weise das HDL, das so genannte „gute" Cholesterin, erhöhen und gegen Osteoporose vorgehen. Bevor ich dieses Buch schrieb, dachte ich (wie die meisten Frauen), dass durch die Hormonersatz-Therapie die vom Körper nicht mehr selbst produzierten Ovarialhormone ersetzt würden. Wenn ich an meine bevorstehende Menopause dachte, dachte ich auch immer an eine HET. Und ich erwartete mir davon, dass ich damit mein bisheriges Leben würde weiterführen können. Es gab keinen Grund, etwas anderes zu denken. Und es gab keinen Grund daran zu zweifeln, dass die WHI erfolgreich sein würde. Ich hatte vielmehr allen Grund damit zu rechnen, dass dadurch das Risiko einer Herz- oder Krebserkrankung sinken und die Lebensqualität beibehalten würde.

Meine Erkenntnisse

So war ich ziemlich überrascht, als im Juli 2002 die Untersuchungen der WHI teilweise eingestellt wurden. Es erschien mir unsinnig, dass genau diejenigen Hormone, die vor der Menopause für den Schutz des weiblichen Körpers verantwortlich waren, die Frau danach nicht schützen, sondern sie sogar noch empfänglicher für Krankheiten machen sollten. Ich hakte das Scheitern der WHI als Politikum ab und beschloss, weiterhin daran zu glauben, dass die HET die richtige Strategie für mich wäre, die ich zum gegebenen Zeitpunkt wie geplant einsetzen würde.

Doch es sickerten weiterhin Nachrichten durch, die immer deutlicher machten, dass die HET den Frauen keinen gesundheitlichen Nutzen brachte, ganz im Gegenteil. Nicht nur, dass dadurch keine Herzkrankheiten verhindert werden konnten, es gab sogar einen leichten Anstieg des Brustkrebsrisikos. Bei so vielen negativen Berichten konnte auch ich die Auswirkungen der HET irgendwann nicht mehr nur als Politikum betrachten.

Nichts ergab einen Sinn. Wie konnte derselbe Körper, der mit den Ovarialhormonen so gut zurechtkam, seine Funktionsweise derart verändern und genau die Hormone ablehnen, die ihn vor vielen Krankheiten schützten? Ich begann, alles über diese Hormonbehandlung zu lesen, damit ich mir selbst ein Bild davon machen konnte, was hier eigentlich vor sich ging.

Ich beschloss, mir die durch die WHI vorgenommene Behandlung mit Hormonen einmal näher anzusehen. Ich war immer davon ausgegangen, dass unter einer „Hormonersatz-Therapie" der Ersatz spezifischer Ovarialhormone zu verstehen sei, also verglich ich die Hormonspiegel von funktionierenden Eierstöcken, menopausalen und denen, die durch die HET erreicht wurden, miteinander und war überrascht, dass es hier weniger um eine Hormonersatz-Therapie, sondern eher um eine Leberbehandlung ging. Als ich mir das Ziel der Studie näher ansah, wurde mir vieles klarer.

Die Ziele der WHI

Folgende Erklärung zum Zweck dieses klinischen Versuchs fand ich in den Unterlagen zur Studie der WHI:

„Die Women's Health Initiative (WHI) ist ein ausgedehntes und komplexes klinisches Forschungsprojekt, das Strategien für die Vorbeugung und Überwachung einiger der häufigsten Krankheits- und Todesursachen bei postmenopausalen Frauen untersucht, einschließlich Krebs, koronare Herzkrankheiten und Frakturen durch Osteoporose."

Im selben Dokument wurde die gewählte Dosierung folgendermaßen erklärt:

„Die Dosis von 0,625 mg pro Tag wurde gewählt, da sie als die minimal wirksame Dosis zur Erhaltung der Knochenmineraldichte gilt. Diese Dosis hat sich als wirksam für einen deutlichen Anstieg von HDL- sowie eine Verminderung von LDL Cholesterin erwiesen." [1]

Die Entwickler dieses klinischen Versuchs wollten Herzerkrankungen, Darmkrebs und Osteoporose verhindern und überwachen – und das mithilfe eines einzigen Medikaments. Es musste ein Mittel sein, das die Leber zur Produktion von mehr HDL anregen und mehr Östradiol für den Osteoporoseschutz liefern würde. Ein oral eingenommenes Östrogen erfüllt beide Kriterien. Minimal dosiert kann es die Östradiolspiegel marginal erhöhen und dabei im Rahmen des menopausalen Bereichs bleiben, gleichzeitig aber die Leber zur vermehrten Produktion von HDL stimulieren. [2,3]

Was in der WHI wirklich getan wurde

Um einschätzen zu können, wie sehr sich diese Hormonersatz-Therapie von der körpereigenen Ovarialfunktion unterscheidet, muss man sich die beiden folgenden Darstellungen ansehen (Abbildung 20 und 21). Sie veranschaulichen die Spiegel des gesamten und freien Östradiols, Testosterons und Progesterons. [2, 3, 4, 5] Die Säulendiagramme vergleichen drei Spiegel miteinander: die höchsten während der Menopause erreichten, die durch die ausschließliche Behandlung mit *Premarin* ™ (*Presomen*®) erzielten und die vor der Menopause bestehenden Werte. Betrachtet man diese ovariellen Hormonspiegel, fällt sofort auf, dass die Studie gar nicht darauf ausgelegt war, Östradiol, Testosteron und Progesteron auf das Niveau funktionierender Eierstöcke anzuheben, sondern Herzerkrankungen vorzubeugen und zwar durch Anregung der Leber zur Produktion von mehr HDL mithilfe eines oralen Östrogens, wodurch gleichzeitig der Knochenschwund gestoppt werden sollte.

Abbildung 20:
Gesamtvergleich der Ovarialhormone

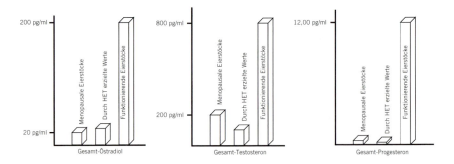

Im Ergebnis sind die Östradiolspiegel praktisch dieselben, die man auch in der Menopause vorfindet; die Testosteron- und Progesteronspiegel sind sogar noch niedriger als die menopausalen. Wenn man das Ganze nun als Hormonersatz-Therapie bezeichnet, hört sich das so an, als würden die Ovarialhormone tatsächlich ersetzt.

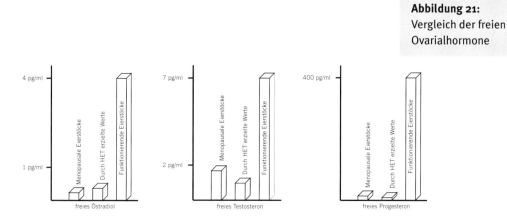

Abbildung 21:
Vergleich der freien Ovarialhormone

Nach der HET sind die Östradiolspiegel bei Frauen immer noch so niedrig wie bei Männern. Nur in der Gruppe der so genannten „High Responder" (stark Reagierende) erreichen die Östradiolspiegel die untersten Werte derjenigen von Männern (siehe folgende Abbildung 22; Östradiolspiegel).

Sie erinnern sich, dass der Östradiolspiegel beim Mann bei 25 bis 50 pg/ml liegt. In der Menopause beträgt er bei Frauen zwischen 12 und 20 pg/ml. Nach der HET erreicht er lediglich einen Wert um 15 bis 28 pg/ml. Der niedrigste Wert in einem Menstruationszyklus liegt für Östradiol bei 30 pg/ml, vor der Pubertät liegt der Wert zwischen 8 und 12 pg/ml.

Zu einem späteren Zeitpunkt des Versuchs erhielten alle Frauen ein Östrogen und ein Progestin, wenn sie ihre Gebärmutter noch hatten, wenn sie operiert waren, erhielten sie nur ein Östrogen, oder aber ein Placebo. Als Östrogenpille erhielten sie *Premarin*™ (*Pesumen*®), das Progestin war Medroxyprogesteron™ (bei uns unter den Handelsnamen *Clinofem*® und *Depo-Clinovir*® erhältlich, Anm. d. Übers.). Wie alle Medikamente haben auch diese Nebenwirkungen. Bei allen oralen Östrogenen kommt es unter anderem zu einer Empfindlichkeit der Brust, Gewichtszunahme, Kopfschmerzen und unregelmäßigen Blutungen, des Weiteren zu einem Anstieg der Triglyceride und des C-reaktiven Proteins (CRP, beides Risikofaktoren für Herzerkrankungen) sowie zu verstärkter Bildung von Bindungsproteinen für Eierstock- und Schilddrüsenhormone.[6, 7, 8] Je mehr Bindungsproteine gebildet werden, umso niedriger sind die freien Hormonspiegel. Alle diese Nebenwirkungen tragen dazu bei, dass die Mehrzahl der Frauen, und zwar aus allen gesellschaftlichen Schichten, eine HET innerhalb von sechs bis zwölf Monaten abbrechen. [9]

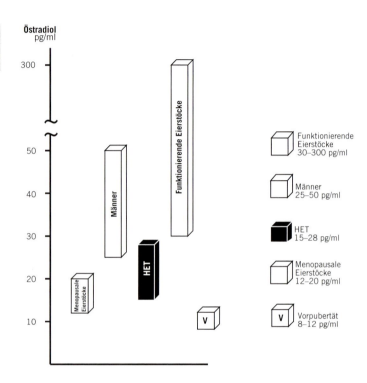

Abbildung 22: Östradiolspiegel

Ein Absinken des freien Testosterons könnte leider auch bedeuten, dass das Brustkrebsrisiko durch eine Zunahme von ER-alpha ansteigt (siehe S. 50: *Testosteron als Schutz vor Brustkrebs*) – und zwar über das normalerweise in der Menopause beobachtete Maß hinaus.

Durch die Abnahme von Testosteron nimmt auch die Knochendichte ab. Alle Östrogene sind dafür bekannt, dass sie das Risiko an Gebärmutterkrebs zu erkranken, erhöhen. Zur Verminderung dieses Risikos wurde *Medroxyprogesteron*™ (*Clinoferm*® oder *Depo-Clinovir*®) im monatlichen Zyklus mit resultierender Monatsblutung verabreicht. Damit wurde der Aufbau der Gebärmutterschleimhaut verhindert, der unter *Premarin*™

(*Presomen*®) vielleicht stattgefunden hätte. Leider vermindert *Medroxyprogesteron*™ das „gute" HDL um etwa 15 bis 20 Prozent, wodurch die positive Wirkung von *Premarin*™ (*Presomen*®) auf HDL vollkommen zunichtegemacht wird. Außerdem senkt es die Testosteronspiegel deutlich, und das zusätzlich zur Absenkung, die schon durch *Premarin*™ (*Presomen*®) verursacht wird.[10, 11, 12, 13] Leider zeigte sich auch, dass unter *Medroxyprogesteron*™ (*Clinoferm*® oder *Depo-Clinovir*®) die positive Wirkung von Östrogen auf die Gefäßerweiterung aufgehoben wurde, was das Risiko von Gefäßspasmen und damit das Risiko eines Herzanfalls erhöht.[14, 15] Die amerikanische Gesundheitsbehörde FDA hat gestattet, die Kombination aus *Premarin*™ (*Presomen*®) und *Medroxyprogesteron*™ (*Clinoferm*® oder *Depo-Clinovir*®) als Hormonersatz-Therapie zu bezeichnen; dadurch wird der Eindruck erweckt, dass diese Kombination als Ersatz für die körpereigenen Eierstockhormone gedacht ist. Tatsache ist jedoch, dass die HET lediglich minimale Mengen der von funktionierenden Eierstöcken gebildeten Hormone enthält. *Premarin*™ (*Presomen*®) enthält sehr wenig Östradiol sowie eine fast zu vernachlässigende Menge Vorläuferhormons, das im Körper erst noch in Östradiol umgewandelt werden muss.[16]

Durch *Premarin*™ (*Presomen*®) werden auch die in den Nebennieren produzierten freien Progesteronspiegel unter die von funktionierenden Eierstöcken und die in der Menopause gefundenen Spiegel abgesenkt. *Premarin*™ (*Presomen*®) und *Medroxyprogesteron*™ (*Clinoferm*® oder *Depo-Clinovir*®) zusammen senken Testosteron ebenfalls auf ein Niveau ab, das weder bei funktionierenden Eierstöcken noch in der Menopause gefunden wird. *Medroxyprogesteron*™ (*Clinoferm*® oder *Depo-Clinovir*®) ist ein chemisch verändertes Progesteronmolekül, das eine Menstruation auslösen kann, sonst aber im Körper nicht wie Progesteron wirkt.[12]

Kurz, *Premarin*™ (*Presomen*®) und *Medroxyprogesteron*™ (*Clinoferm*® oder *Depo-Clinovir*®) schaffen ein künstliches hormonelles Gleichgewicht, das es im Leben einer Frau weder vor, noch nach der Menopause gibt. Es ist wichtig zu verstehen, wofür diese Kombination entwickelt wurde: Es sollte Herzerkrankungen durch eine Verbesserung des Lipidprofils verhindern und Knochenschwund reduzieren. Aber es war niemals dafür gedacht, das für die Gesundheit der Frau so wichtige ovarielle Hormongleichgewicht wiederherzustellen. Deshalb ist die Bezeichnung Hormonersatz-Therapie vollkommen irreführend. Wir wissen bereits, dass Frauen gesundheitlich leiden, wenn sie in die Menopause kommen. Senkt man die Spiegel noch weiter ab und erwartet aber eine Verbesserung der Gesundheit, so widerspricht dies jedem natürlichen Empfinden und ist außerdem völlig unlogisch. Wenn man das weiß, kann man die Ergebnisse der *Women's Health Initiative* besser verstehen, insbesondere, wenn man weiß hat, dass die Studie überhaupt nicht auf das ovarielle Hormongleichgewicht, sondern auf den Lipid- (Fett) und Knochenstoffwechsel ausgerichtet war.

Die wichtigsten Punkte dieses Kapitels:

✔ In der Studie der *Women's Health Initiative* wurden die ovariellen Hormonspiegel nicht wiederhergestellt.

✔ Ziel der WHI war die Verhinderung von Herzerkrankungen, Krebs und Osteoporose, nicht der Ersatz von Ovarialhormonen.

✔ Die in der WHI verabreichten Hormone hatten negative Auswirkungen auf andere natürliche Hormonspiegel.

✔ Die von der WHI erzeugten Hormonspiegel entsprechen weder vor noch nach der Menopause den natürlich im Körper vorkommenden Werten.

7. Kapitel: Die Zusammenarbeit mit Ihrem Arzt

Wenn die Menopause verhindert und die Wiederherstellung des von den Eierstöcken geschaffenen hormonellen Gleichgewichts gelingen soll, müsste der Schwerpunkt der heutigen medizinischen Praxis verlagert werden. Es ist wichtig, dass Sie und Ihr Arzt dieselben Ziele verfolgen. Sie müssen nicht nur wissen, was die Ergebnisse Ihrer Labortests aussagen, sondern auch die Grenzen solcher Tests kennen. Nochmals: Es ist absolut unabdingbar, dass Sie und Ihr Behandler sich über die Art der Behandlung einig sind. Es genügt nicht zu sagen, dass Sie die Funktion Ihrer Eierstöcke normalisieren oder deren hormonelles Gleichgewicht wiederherstellen wollen. Davon hat Ihr Arzt vielleicht eine ganz andere Vorstellung als Sie. Denken Sie daran: Wenn Sie sich nicht ganz präzise ausdrücken, werden Sie sehr wahrscheinlich mit der gängigen HET (*Premarin*™ / *Presomen*® und *Medroxyprogesteron*™ / *Clinofem*® oder *Depo-Clinovir*®) behandelt. Diese ersetzt aber nicht die Hormone ihrer Eierstöcke, sondern führt vielmehr zu Hormonspiegeln, die noch niedriger sind als die in der Menopause beobachteten, da diese HET nie als Ersatz von Ovarialhormonen konzipiert wurde.

Sie müssen sich vollkommen im Klaren darüber sein, was Sie wollen. Sie müssen wissen, welche Hormonspiegel Sie erreichen wollen und dass mittels Bluttests kontrolliert werden soll, ob die Behandlung erfolgreich war. Leider können Sie nicht einfach sagen: Ich möchte die Hormone meiner Eierstöcke ersetzen. Sie selbst sind für die Erreichung Ihrer Ziele verantwortlich. Da Inhibin derzeit nicht zur Verfügung steht, kommt nur Testosteron infrage, um die fallenden Spiegel anzuheben und FSH zu unterdrücken. Geht Ihr Arzt nicht darauf ein, sagen Sie, dass Testosteron, wie auch

Östradiol, nachweislich zur Unterdrückung von FSH geeignet sind. Erklären Sie, dass es Ihr Ziel ist, die Funktionsfähigkeit Ihrer Eierstöcke zu verlängern und dass Sie dafür auf ärztliche Hilfe angewiesen sind. Stoßen Sie damit weiterhin auf taube Ohren, werden Sie sich wohl oder übel einen anderen Arzt suchen müssen.

Spezialisten für gynäkologische Endokrinologie

Dieses neue Fachgebiet würde sich darauf konzentrieren, Erkrankungen der Eierstöcke zu behandeln, der Ovarialinsuffizienz durch das Verhindern einer vorzeitigen Follikelerschöpfung vorzubeugen sowie das hormonelle Gleichgewicht lebenslang zu erhalten. Damit diesem Bedarf in der Frauenheilkunde Rechnung getragen werden kann, müsste jedoch eine neue Fachrichtung geschaffen werden.

Dieses Spezialgebiet würde das Fachwissen des Endokrinologen mit dem des Gynäkologen zusammenführen und zusätzliche Kenntnisse erfordern, sowohl über die Interaktion der Ovarialhormone mit jedem Organsystem des Körpers, als auch über die Beeinflussung der Eierstöcke durch Medikamente.

Solch ein Facharzt wäre auch der Ansprechpartner für die Pharmaindustrie, wenn es um die Verbesserung der Darreichungsformen entsprechender Hormonpräparate geht. Er würde erkennen, welche Medikamente das hormonelle Gleichgewicht im Körper stören und langfristig zu einer Schädigung der Eierstöcke führen. Schließlich würde er in Zusammenarbeit mit der Pharmaindustrie ein Progesteronpflaster entwickeln, das zu Progesteronspiegeln führen würde, die näher an den natürlichen, von den Eierstöcken selbst produzierten Spiegeln lägen – näher als die durch eine Progesteronpille oder jede gegenwärtig erhältliche Creme erzeugten Werte. Damit stünde dem Spezialisten ein größeres Instrumentarium zur Erhaltung oder Wiederherstellung des richtigen ovariellen Hormongleichgewichts zur Verfügung.

Dieser Spezialist würde verstehen, wie alle Organe des Körpers auf zellulärer Ebene sowohl durch funktionierende Eierstöcke, als auch durch den

Verlust ihrer Funktion beeinträchtigt werden. Ihm wäre klar, dass „eine Packungsgröße für alle" bei der Wiederherstellung des ovariellen Hormongleichgewichts nicht der richtige Ansatz sein kann, daher würde er mit jeder Patientin einen individuell auf sie abgestimmten Behandlungsplan entwickeln.

Dieser Arzt hätte das notwendige Wissen über die Funktion der Eierstöcke (wie es zu den Fachgebieten der Gynäkologie, Inneren Medizin, Orthopädie, Lungenheilkunde und Endokrinologie gehört) und würde gleichzeitig die Rolle anerkennen, die sie bei der Verhütung von Brustkrebs, Herzerkrankungen und Knochenschwund sowie bei der Erhaltung der sexuellen Gesundheit spielen. Er würde wissen, wie die Probleme behandelt werden müssen, die direkt mit der beginnenden oder bestehenden Ovarialinsuffizienz zu tun haben, und wie diese zu lösen sind. Der Arzt könnte diese bedenkliche Lücke in der medizinischen Praxis schließen, in der die Gesundheit der Eierstöcke gegenwärtig nicht einmal wirklich in Betracht gezogen wird. Sie als Patientin können dazu beitragen, dass diese zusätzliche Spezialisierung möglich wird.

Was Ihr Laborbericht aussagt

Wenn Sie die Hormonspiegel Ihrer Eierstöcke kontrollieren wollen, müssen Sie Ihre Laborberichte verstehen können. Die Normwerte werden immer zusammen mit den Laborergebnissen angegeben. Leider hat die Ärzteschaft keine Standardwerte als Normbereiche festgelegt. Jedes Labor bestimmt seine eigenen Normwerte, die nichts anderes sind, als die statistischen Durchschnittswerte der dort analysierten Proben. Das heißt, der Normbereich ist von Labor zu Labor unterschiedlich. Erschwerend kommt hinzu, dass viele Labors ihre Untersuchungsmethoden nicht auf modernere und verlässliche Verfahren umgestellt haben und weiterhin mit älteren, unzuverlässigen Tests arbeiten. [1,2,3]

Labors bieten Tests für den gesamten und den freien Spiegel vieler Hormone an. Heute lassen Ärzte jedoch nur freies Testosteron routinemäßig untersuchen, nicht aber freies Östradiol oder freies Progesteron. Doch selbst mit den Testosteronanalysen gibt es Probleme, wenn der weibliche

Hormonspiegel bestimmt werden soll. Denn der geläufigste Test für die Bestimmung des freien Testosterons wurde ursprünglich für Männer entwickelt (die viel höhere Spiegel an freiem und Gesamt-Testosteron als Frauen haben); für die niedrigen Werte von Frauen ist die Genauigkeit der Analyse jedoch unzuverlässig. Hier besteht dringender Nachholbedarf, wenn wir uns dem Problem der Ovarialinsuffizienz entsprechend widmen wollen.[4]

Die zur Messung des freien Testosterons angewandten Tests sind RIA (Radioimmunassay), Equilibrium-Ultrafiltration und Equilibrium-Dialyse. Die am häufigsten angewandte RIA-Methode ist weniger genau und widersprüchlicher als die anderen. Außerdem können wegen dieser Widersprüchlichkeit die RIA-Ergebnisse nicht mit den Ergebnissen anderer Methoden verglichen werden, obwohl als Faustregel gilt, dass die damit bestimmten Spiegel zwei bis drei Mal niedriger sind, als die, die mit exakteren Methoden bestimmt wurden. Beim Radioimmunassay bewegt sich der Normbereich von etwa 0,0 bis 3,9 pg/ml, bei den anderen Methoden etwa zwischen 1,0 und 8,5 pg/ml (siehe Tabelle 6).[5,6,7] Sofern nicht ausdrücklich eine andere Methode verlangt wird, führen die meisten Labors den RIA-Test durch. Alle freien Testosteronwerte, auf die in diesem Buch Bezug genommen wird, beruhen auf der genaueren Ultrafiltrations- oder Dialyse-Methode. Sie werden auch in der wissenschaftlichen Forschung bevorzugt. So liegen den meisten wissenschaftlichen Abhandlungen über die Testosteronspiegel bei Frauen die durch die Ultrafiltrations- oder Dialyse-Methode gewonnenen Werte zugrunde.

Steht die Dialyse-Methode nicht zur Verfügung, kann RIA als Leitlinie für die Veränderungen beim freien Testosteron herangezogen werden. Dies ist besonders für die Zusammenarbeit mit einem Spezialisten bei der Bestimmung der richtigen Dosierung von Hormongaben zur Erzielung des korrekten Gleichgewichts wichtig.

	RIA	Equilibrium-Ultrafiltration	Equilibrium-Dialyse
Bereich	0,3–3,2 pg/ml	1,0–8,5 pg/ml	1,0–8,5 pg/ml
Übereinstimmend	Nein	Ja	Ja

Tabelle 6: Testmethoden für freies Testosteron

Ein weiteres Problem bei Laborberichten ist, dass es keine standardisierte Darstellung der tatsächlichen Hormonspiegel im Blut gibt. Hormonspiegel werden in Konzentrationen ausgedrückt, und jedes Labor bestimmt die entsprechenden Maßeinheiten selbst. Man kann es auch so sagen: Jedes Labor spricht seine eigene Sprache und bietet keine Übersetzung in eine andere Sprache an. Es kann leider notwendig werden, die ungewohnten Einheiten Ihrer Testergebnisse in solche umzurechnen, mit denen Sie und Ihr Arzt etwas anfangen können. Es versteht sich von selbst, dass eine Umrechnung unnötig wäre, wenn sich die Labors auf eine einheitliche Darstellungsweise der Hormonspiegel einigen würden. Bevor es jedoch so weit ist, sollten Sie vorsichtshalber Ihre mathematischen Fähigkeiten auf Vordermann bringen! Die folgende Tabelle zeigt Konzentrationen ovarieller Hormonspiegel, umgerechnet in derselben Maßeinheit. Wie Sie aus diesem Beispiel ersehen, ist drei Mal mehr Testosteron als Östradiol und 100 Mal mehr Progesteron als Östradiol vorhanden!

Hormon	Zurzeit übliche Methode	Einheitlich umgerechnet
Östradiol	150 pg/ml	150 pg/ml
Testosteron	45 ng/ml	450 pg/ml
Progesteron	15 ng/ml	15 000 pg/ml

Tabelle 7: Ovarialhormone in gleichen Einheiten dargestellt

Anfänglich mag es vielleicht schwierig sein, die Ergebnisse umzurechnen; doch mit der Zeit bekommt man Übung. In der folgenden Tabelle 8 sind einige der üblichen Einheiten zur Darstellung von ovariellen Hormonspiegeln angegeben.

Hormon	Maßeinheit
Östradiol	Picogramm/Milliliter (pg/ml) Picomol/Liter (pmol/l)
Testosteron	Nanogramm/Deziliter (ng/dl) Picomol/Liter (pmol/l)
Progesteron	Milligramm/Milliliter (mg/ml) Nanogramm/Milliliter (ng/ml)

Tabelle 8: Referenztabelle für verschiedene Maßeinheiten, die in Labors verwendet werden

Die wichtigsten Punkte dieses Kapitels:

✔ Spezialisten für gynäkologische Endokrinologie würden die gegenwärtig bestehende Lücke in der Frauenheilkunde schließen.

✔ Der richtige Labortest ist wichtig zur Erzielung korrekter Ergebnisse; das heißt, Sie und Ihr Arzt müssen Ihre Laborergebnisse verstehen können, damit Sie Ihre Ziele erreichen.

8. Kapitel: Zusammenfassung

Jedes Organ spielt selbst eine wichtige Rolle und trägt gleichzeitig zum Wohlergehen eines jeden anderen Organs bei. Beginnt eines zu versagen, wie die Eierstöcke, übt dies einen negativen Einfluss auf alle anderen aus. Bisher werden die Eierstöcke allerdings immer „nur" als Reproduktionsorgane betrachtet. So werden Frauen dazu angehalten, die Insuffizienz ihrer Eierstöcke bereitwillig hinzunehmen, anstatt auf Behandlungsstrategien zu hoffen, die die Ovarialfunktion erhalten oder ersetzen können. Frauen werden ermuntert, mit den Konsequenzen der Menopause zu leben, wenn auch nicht sehr angenehm, und überdies ein erhöhtes Risiko für Herzerkrankungen, Brustkrebs, Osteoporose, eine deutliche Minderung der Sexualfunktionen und vieles mehr in Kauf zu nehmen. Man sagt uns, wir sollen uns richtig ernähren und Sport treiben und hätten dann weiterhin sexuelle Erlebnisse, und zwar so, als wären unsere Eierstöcke noch intakt. Das ergibt genauso viel Sinn, als würde man von Männern mit kranken Hoden erwarten, dass sie durch die richtige Ernährung und Sport weiterhin sexuelle Erlebnisse haben könnten, als wären ihre Hoden noch gesund. Für einen Mann über 50 ist ein Leben ohne funktionierende Hoden sinnlos. Warum aber wird dann behauptet, dass für Frauen im gleichen Alter ein Leben ohne funktionierende Eierstöcke sinnvoll sein kann? Man sagt uns, dass wir die Menopause als normalen Teil unseres Lebens akzeptieren sollen. Ich glaube, dass wir darüber selbst bestimmen sollten!

Für fast alle körperlichen Erkrankungen haben sich entsprechende Behandlungen bewährt. Vor hundert Jahren hätte beispielsweise niemand erwartet, dass Zähne recht viel länger als 30 Jahre halten können. Heute erkennen wir den Nutzen einer rechtzeitigen Behandlung und lassen sie unseren Kindern angedeihen, sobald sie ihre ersten Zähne bekommen. Mit der frühen und ständigen Vorsorge dürfen wir erwarten, unsere Zähne lebenslang zu erhalten.

Es gibt zum Beispiel auch Medikamente, um Herzerkrankungen vorzubeugen, Bluthochdruck zu beherrschen, Gelenkschäden durch Arthritis hinauszuschieben und Knochenschwund zu vermeiden. Die Liste könnte endlos fortgesetzt werden. Die Medizin hat Enormes für unser aller Wohlbefinden geleistet. Nun sollte dieser Blickwinkel um spezielle Behandlungsangebote für Frauen erweitert werden, damit auch sie ein dauerhaft verbessertes Wohlbefinden erfahren können.

Arbeiten die Eierstöcke länger, weil ihre Funktionsfähigkeit intakt bleibt, könnten Brustkrebs, Darmkrebs und Herzerkrankungen deutlich reduziert, die Sexualität und die Schlafqualität erhalten sowie die gesamte Lebensqualität der Frau verbessert werden. Die Eierstöcke üben auf jedes Organsystem der Frau einen positiven Einfluss aus. Wir sollten uns also darauf konzentrieren, eine intakte Funktion möglichst lange aufrechtzuerhalten und fehlende Hormone anschließend mithilfe bioidentischer Hormone zu ersetzen, sodass sie dem natürlichen Ablauf am nächsten kommt. Die Normalisierung der Ovarialfunktion ist nicht weniger wichtig als die Normalisierung der Funktion eines jeden anderen Organs. Ohne lange zu überlegen, nehmen wir Medikamente für die Nieren, das Herz oder die Augen. Warum also sollten nicht auch die Eierstöcke behandelt werden?

Zu lange haben wir eine inakzeptable Situation akzeptiert, und nun ist es definitiv an der Zeit, dies zu ändern. Sie können zu dieser Veränderung beitragen. Bitten Sie ihren Arzt oder ihre Ärztin um Hilfe. Gemeinsam können wir eine bessere Informationspolitik, bessere Analysemethoden und bessere Präparate durchsetzen. Unsere Gesundheit und unser Glück hängen davon ab.

Meine Reise geht weiter

Ich hatte viel Glück. Ich habe die Antworten gefunden, nach denen ich suchte. Ich weiß jetzt, dass es in meiner eigenen Verantwortung liegt, das hormonelle Gleichgewicht aufrecht zu erhalten, für das einmal meine Eierstöcke selbst gesorgt haben, und es tut meiner Gesundheit gut. Ich glaube, dass ich mein Risiko für Brustkrebs, Herzerkrankungen und Osteoporose deutlich gesenkt habe. Meine Sexualität ist im Wesentlichen wie früher. Bis mehr individuell dosierbare Hormonprodukte zur Verfügung stehen, werde ich mich weiter um das für mich richtige Gleichgewicht bemühen. Zeitweise überfordert es mich, wie komplex dieser Prozess ist, und zeitweise schätze ich mich glücklich, dass ich es wenigstens versuchen kann. Ich freue mich auf den Tag, an dem uns Frauen wirksame, einfach anzuwendende und bezahlbare Präparate zur Verfügung stehen.

Ich kann wieder klar denken. Ich habe mein Leben zurückgewonnen. Es ist durchzogen von einer tiefen Wertschätzung für das, was verloren war und wieder zurückgekehrt ist.

Die Zukunft der Menopause – für uns, unsere Töchter und unsere Enkelinnen

Nachdem Sie dieses Buch gelesen haben, wissen Sie, dass die Welt für die nächste Generation von Frauen, deren Menopause noch bevorsteht, im Wandel begriffen ist. Lehrkrankenhäuser der Universitäten können einen maßgeschneiderten Lehrplan für künftige Spezialisten ausarbeiten. Pharmafirmen können zur Entwicklung besserer Therapien motiviert werden. Mehr über die unterstützende Arbeit auf diesem Gebiet finden Sie auch auf meiner Website: www.preventingmenopause.com

Möge die Zukunft für uns, unsere Töchter und unsere Enkelinnen eine bessere sein.

Anhang A

Checkliste

1. Finden Sie für sich den richtigen Arzt oder Ärztin. Richtig ist, wer

✔ sich Ihrem Ziel verpflichtet fühlt, die Menopause zu vermeiden.

✔ das Zusammenspiel der verschiedenen ovariellen Hormone versteht.

2. Lassen Sie feststellen, wie viele Jahre Ihre Eierstöcke noch ohne weitere Behandlung arbeiten. Ermitteln Sie Ihren Spiegel von:

✔ FSH

✔ LH

✔ Gesamt-Östradiol

✔ Gesamt-Testosteron

✔ Freiem Testosteron

✔ Progesteron

✔ SHBG

✔ Inhibin B

3. Lassen Sie berechnen, wann Sie in die Menopause kommen werden. Mithilfe eines Ultraschalls können Sie das Volumen Ihrer Eierstöcke bestimmen lassen. Daraus kann Ihr Arzt oder Ihre Ärztin errechnen, in welchem Alter Ihre Eierstöcke die Funktion einstellen werden. [1]

4. Lassen Sie feststellen, ob Sie Inhibin und/oder Testosteron zusätzlich einnehmen müssen. Die Normalwerte finden Sie in Tabelle 3 auf Seite 83.

✔ Bei normalen Spiegeln von Inhibin und Testosteron kann der Eierstock normale Mengen von Östradiol und Progesteron produzieren.

✔ Lassen Sie FSH am 3. bis 5. Tag des Menstruationszyklus überprüfen und verfolgen Sie den Fortschritt.

5. Für eine optimale Funktion der Eierstöcke ist es wichtig, dass Sie

✔ regelmäßig Sport treiben. Er trägt zur Erhaltung konstanter Hormonspiegel bei.

✔ Medikamente und Substanzen meiden, die die ovariellen Hormonspiegel direkt oder indirekt durch Erhöhung von SHBG verändern können (siehe S. 32: *Bindung von Hormonen im Blut*).

✔ die Beipackzettel aller Ihrer Medikamente lesen. Alles, was Impotenz beim Mann verursacht, verursacht auch sexuelle Probleme bei der Frau! Substanzen, die auf die Hoden toxisch wirken, wirken auch toxisch auf die Eierstöcke.

✔ ein offenes Gespräch mit Ihrem Arzt oder ihrer Ärztin und Ihrem Apotheker führen. Bestehen Sie darauf, dass sie Sie darüber informieren, ob die Bindungsproteine für Östradiol und Testosteron, SHBG, und für Progesteron, CBG (Cortisol bindendes Globulin), sich unter einer bestimmten Medikation nicht substanziell verändern. Wissen sie darüber nicht Bescheid, bestehen Sie auf einer Recherche! Weigern sie sich, mit Ihnen zusammenzuarbeiten, sollten Sie sich einen anderen Arzt und Apotheker suchen.

6. Kontrollieren Sie durch Wiederholung aller vier Hormontests, ob Östradiol, (freies und gesamtes) Testosteron, FSH und Inhibin in einem akzeptablen Bereich sind.

7. Gehen Sie einmal im Jahr zum Ultraschall, um den Fortschritt zu überprüfen und sicher zu stellen, dass Ihr Vorrat an Eizellen nicht zu früh aufgebraucht ist!

Anhang B

	Datum				
	Ziele				
FSH am 3. Zyklustag					
LH					
Gesamt-Östradiol					
Gesamt-Testosteron					
Freies Testosteron					
Progesteron					
SHBG					
Inhibin B					
Ovarialvolumen (Vorrat an Eizellen) / Berechneter Eintritt der Menopause					

Suchen Sie Hilfe beim Spezialisten

Sind Sie sich über Ihre Ziele klar geworden, dann suchen Sie sich einen Spezialisten, der Sie dabei unterstützt. Viele Frauen vertrauen sich ihrem Gynäkologen an, doch ein Endokrinologe, Internist, Hausarzt oder ein Arzt einer anderen Fachrichtung, der für neue Ideen offen und bereit zu einer Zusammenarbeit mit Ihnen ist, ist ebenso hilfreich wie jemand, der Ihnen gerne helfen würde, aber in der Verschreibung von Hormonen vielleicht noch nicht so viel Erfahrung hat. Doch mit Geduld und dem gemeinsamen Ziel vor Augen können Sie es schaffen. Empfehlen Sie dem Spezialisten Ihrer Wahl auch mein Buch und beginnen Sie, gemeinsam die Gesundheit Ihrer Eierstöcke zu verbessern und zu erhalten.

Die Informationen auf meiner Website www.preventingmenopause können Sie dabei zusätzlich unterstützen.

Ärzteliste

Nachfolgend finden Sie eine Übersicht über Ärzte in Deutschland, Österreich und der Schweiz, die Erfahrung mit dem Einsatz bioidentischer Hormone haben (Stand: Juli 2008). Die Liste erhebt keinen Anspruch auf Vollständigkeit. Bitte beachten Sie, dass es sich dabei teilweise um Privatpraxen handelt.

PLZ & Ort	Name & Adresse	Telefon	Internet
20249 Hamburg	Dr. med. Barbara Doll Heilwigstr. 39	040 / 47 57 26	www.gyn-net.de
20354 Hamburg	Kosmed-Klinik Colonnaden 3	0 800 / 22 66 555	www.kosmed-klinik.de
23795 Bad Segeberg	Dr. med. Hanna Lutz-Süchting Dr. med Heinrich Süchting Am Landratspark 4	0 45 51 / 46 17	www.benthin.igs-team.de
24119 Kiel	Kosmed-Klinik Mare-Klinikum Eckernförder Str. 219	0 800 / 22 66 555	www.kosmed-klinik.de

PLZ & Ort	Name & Adresse	Telefon	Internet
24242 Preetz	Dr. W. Trettel, Dr. P. Grieffenhagen, Dr. Nitsche, Prof. Dr. Tausch Markt 12	0 43 42 / 71 98 38	
32839 Steinheim	Dr. med. Ingo Palberg Hospitalstr. 13	0 52 33 / 77 17	
33330 Gütersloh	Dr. med. Jens Keisinger Strenger Str. 16	0 52 41 / 210 09 73	
35037 Marburg	Dr. Bernhard Weber Deutschhausstr. 28	0 64 21/ 69 00 73	
48282 Emsdetten	Dres. Lukasiewicz Friedrichstr. 1	0 25 72 / 93 980	www.praxisgemeinschaftdrs.lukasiewicz-schmitt.lgnw.de
60313 Frankfurt a. M.	Dr. Marianne Krug Große Friedberger Str. 44 – 46	0 69 / 28 42 49	www.ihre-privataerztin.de
61348 Bad Homburg	Dr. Heinrich Nemec Kaiser-Friedrich-Promenade 26	0 61 72 / 86 82 33	www.laurea-hg.de
75172 Pforzheim	Dr. med. Paul Pitsch Westliche Karl-Friedrich-Str. 92	0 72 31 / 10 66 88	
79108 Freiburg	Dr. med. Gerd Schmeling Hornusstr. 18	07 61 / 55 10 61	www.schmeling-freiburg.de

PLZ & Ort	Name & Adresse	Telefon	Internet
79415 Bad Bellingen	Dr. med. Elfriede Jaitner Von-Andlaw-Str. 11	0 76 35 / 81 08 35	www.mga-dr-jaitner.de
86405 Meitingen b. Augsburg	Dr. med. Beate Bruckner Hauptstr. 44	0 82 71 / 81 33 294	
80469 München	Dr. med. Martin Gschwender Reichenbachstr. 3a	0 89 / 21 02 34 90	
80995 München	Dr. med. Frieda Wichmann Feldmochinger Str. 230	0 89 / 14 33 53 47	
82031 Grünwald b. München	Dr. med. Dagmar Adler Rathausplatz 1	0 89 / 64 11 670	
82319 Starnberg	Dr. med. Annelie Scheuernstuhl Maximilianstr. 15	0 81 51 / 97 27 25	www.dr-scheuernstuhl.de
83646 Bad Tölz	Dr. med. Albin Beck Wilhelmstr. 8	0 80 41 / 85 67	www.dr-beck.de
84539 Zangberg	Dres. Kneißl Mozartstr. 9	0 86 36 / 66 166	www.praxis-dr-kneissl.de
85662 Hohenbrunn	Dr. med. Katharina Steinmann Brennereistr. 25	0 81 02 / 78 47 02	www.dr-steinmann.info

PLZ & Ort	Name & Adresse	Telefon	Internet
90419 Nürnberg	Dr. med. Ute Wittmann Burgschmietstr. 41	09 11 / 377 54 39	
97070 Würzburg	Dr. med. Kurt Wagner Pleichertorstr. 2	09 31 / 532 27	www.naturheil praxis-am-pleicher tor.de
A-5630 Bad Hofgastein	Dr. med. Bodo Werner Gesundheitszentrum Alpenstr. 6 (Hotel St. Georg) (von Mai bis Sept.) Apartado de Correos 90 38400 Puerto de la Cruz, Teneriffa (von Nov. bis April)	0 64 32 / 61 00 – 0	www.drbodo werner.com
A-6934 Sulzberg/ Vorarlberg	Dr. med. Wolf Hemsing Unterwolfbühl 431	0 55 16 / 290 77	

Selbsthilfegruppen

Wenn Sie sich mit anderen betroffenen Frauen austauschen möchten, kann es sinnvoll sein, eine Selbsthilfegruppe zu besuchen. Meistens gibt es Gruppen in der Nähe des eigenen Wohnortes, manchmal lohnt es sich sogar, eine eigene Gruppe zu gründen. Häufig findet der Austausch auch im Internet in diversen Foren statt, sodass keine langen Anfahrtswege in Kauf genommen werden müssen.

Eine erste Anlaufstelle kann z.B. die folgende Internetadresse sein: www.hormonselbsthilfe.de. Dort finden sich nicht nur die im Folgenden genannten Adressen von Selbsthilfegruppen sowie weitere interessante Internettipps, sondern Sie haben auch die Möglichkeit Informationsbroschüren zu bestellen u.v.a.m.

Aachen, Frau Kühne: 0 24 03 / 70 40 20

Altmühltal, Frau Schielke: 0 91 46 / 20 13 11

Baden-Baden, Frau Müller: 0 72 21 / 673 10

Berlin, Frau Fuchs: 0 30 / 49 64 193

Erlangen, Frau Buchner: 0 91 26 / 78 35

Eschweiler, Frau Kühne: 0 24 03 / 70 40 20

Filderstadt, Frau Rebner: 07 11 / 70 13 11; und Frau Köpf: 07 11 / 77 48 22

Frankfurt-Hochheim, Frau Hofmann: 0 61 46 / 75 26

Landsberg a. Lech, Frau Trosien: 0 81 91 / 94 24 12

Münster, Frau Drews: 0 25 33 / 35 41

Pfullendorf, Frau Terhaar: 0 75 52 / 40 90 03

Stuttgart-Heimsheim, Frau Wurst: 0 70 33 / 348 16; und Frau Rüth: 0 70 33 / 352 05

Wernigerode, Frau Hübner: 0 39 43 / 60 67 63

Literatur

Weiterführende Literatur
(in deutscher und englischer Sprache):

Berman, J., Berman, L. und Bumiller, E.: *Nur für Frauen*, München: Goldmann 2002

Buchner, Elisabeth: *Wenn Körper und Gefühle Achterbahn spielen*, Kleinsendelbach, FVB 2007

Rako, S.: *The Hormone of Desire: The Truth About Testosterone, Sexuality and Menopause*, New York: Three Rivers Press 1999

Reiss, U.: *Natural Hormone Balance for Women: Look Younger, Feel Stronger, and Live Life with Exuberance*, New York: Pocket Books 2002

Rosenthal, M.S.: *The Fertility Sourcebook*, New York: McGraw-Hill 2002

Rushton, A. und Bond, S.: *Natürliches Progesteron. Der alternative Weg bei PMS und Hormonproblemen*, München: Goldmann 2000

Somers, S., *The Sexy Years: Discover the Hormone Connection – The Secret to Fabulous Sex, Great Health, and Vitality, for Women and Men*, New York: Crown 2004

Literaturverzeichnis

1. Kapitel: Denken wir um

1. O'Connor K.A., Holman D.J., Wood J.W.: „Menstrual cycle variability and the perimenopause" Am J Human Biol 13(4): 465-78, Juli-August 2001
2. Dimitrakakis C., Zhou J., Wang J., Belanger A., LaBrie F., Cheng C., Powell D., Bondy C.: „A physiologic role for testosterone in limiting estrogenic stimulation of the breast." Menopause. 10(4): 292-8, Juli-August 2003
3. Zhou J., Ng S., Adesanya-Famuiya O., Anderson K., Bondy C.A.: „Testosterone inhibits estrogen-induced mammary epithelial proliferation and suppresses estrogen receptor expression." FASEB J. 14(12): 1725-30, September 2000

2. Kapitel: Eine gemeinsame Sprache und ein gemeinsames Ziel

1. Chryssikopoulos A.: „The potential role of intraovarian factors on ovarian androgen production." Ann N Y Acad Sci. 900: 184-92, 2000
2. Ohne Autor: „Design of the Women's Health Initiative clinical trial and observational study; The Women's Health Initiative Study Group." Control Clin Trials 19(1): 61-109, Februar 2000
3.: „Cancer Facts & Figures 2004." Im Internet abgerufen am 29.6.04: http://www.cancer.org/downloads/STT/CAF2004PWSecured.pdf
4. RobertsonA.K., Rudling M., Zhou X., Gorelik L., Flavell R.A., Hansson G.K.: „Disruption of TGF beta signaling in T cells accelerates atheroscelorsis." J Clin Invest. 112(9): 1342-50, November 2003
5. Mercuro G., Zoncu S., Saiu F., Mascia M., Melis G.B., Rosano G.M.: „Menopause induced by oophorectomy reveals a role of ovarian estrogen on the maintenance of pressure homeostasis." Maturitas. 47(2): 131-8, 20. Februar 2004
6. Rosano G.M., Leonardo F., Dicandia C., Sheiban I., Pagnotta P., Pappone C., Chierchia S.L.: „Acute electrophysiologic effect of estradiol 17beta in menopausal women." Am J Cardiol. 86(12): 1385-7, A5-6, 15. Dezember 2000
7. Ben Aryeh H., Gottlieb I., Ish-Shalom S., David A., Szargel H., Laufer D.: „Oral complaints related to menopause." Maturitas. 24(3): 185-9, Juli 1996
8. Reddy M.S.: „Oral osteoporosis: is there an association between periodontitis and osteoporosis?" Compend Contin Educ Dent. 23(10 Suppl): 21-8, Oktober 2002
9. Bologna J.L., Braverman I.M., Rousseau M.E., Sarrel P.M.: „Skin changes in Menopause." Maturitas. 11(4): 295-304, Dezember 1989

10. Sherwin B.B.: „Estrogen effects on cognition in menopausal women." Neurology 48(5 Suppl 7): S 21-6, Mai 1997
11. Connell K., Guess M.K., Bleustein C.B., Powers K., Lazarou G., Mikhail M., Melman A.: „Effects of age, menopause, and comorbidities on neurological function of the female genitalia." Int. J Impot Res. 27. Mai 2004.
12. Berman J.R., Berman L.R., Werbin T.J., Flaherty E.E., Leahy N.M., Goldstein I.: „Clinical evaluation of femal sexual function: effects of age and estrogen status on subjective and physiologic sexual response." Int J Impot Res. 11 Suppl 1: S 31-8, September 1999
13. Triadafilopoulos G., Finlayson M., Grellet C.,: „Bowel dyfunction in postmenopausal womens." Women Health, 27(4): 55-66. 1998
14. Reddy M.S.: „Oral osteoporosis: is there an association between periodontitis and osteoporosis?" Compend Contin Educ Dent. 23(10 Suppl): 21-8, Oktober 2002
15. Macdonald H.M., New S.A., Campbell M.K., Reid D.M.: „Longitudinal changes in weight in perimenopausal and early postmenopausal women: effects of dietary energy intake, energy expenditure, dietary calcium intake and hormone replacement therapy." Int J Obes Relat Metab Disord. 27(6): 669-76, Juni 2003
16. Toth M.J., Tchernof A., Sites C.K., Poehlman E.T.: „Effect of menopausal status on body composition and abdominal fat distribution." Int J Obes Relat Metab Disord. 24(2): 226-31, Februar 2000
17. Platen P. Hoffmann L., Schiffmann D., Diel P.: „mRNA Expression of Estrogen Receptor (ER), Progesterone Receptor (PR) and cFOS in Skeletal Muscle in Female Athletes in Different Phases of their Menstrual Cycle." Im Internet abgerufen am 28.6.04: http://www.thieme.de/abstracts/ecedabstracts2002/daten/v036.html
18. Wiik A., Glenmark B., Ekman M., Esbjornsson-Liljedahl M., Johansson O., Bodin K., Enmark E. Jansson E.: „Ostrogen receptor beta is expressed in adult human skeletal muscle both at the mRNA and protein level." Acta Physiol Scand. 79(4): 381-7, Dezember 2003
19. Bixler E.O., Vgontzas A.N., Lin H.M., Ten Have T., Rein J., Vela-Bueno A., Kales A.,: „Prevalence of sleep-disordered breathing in women: effects of gender." Am J Respir Crit Care Med. 163(3 Pt 1): 608-13, März 2001
20. Netzer N.C., Eliasson A.H., Strohl K.P.: „Women with sleep apnea habe lower levels of sex hormones." Sleep Breath. 7(1): 25-9, März 2003
21. National Sleep Foundation.: „Women & Sleep: Most Common Sleep Problems in Women." Im Internet abgerufen am 28.6.04: http://www.sleepfoundation.org/publications/women.cfm
22. Saad Z., Vincent M., Bramwell V., Stitt L., Duff J., Girotti M., Jory T., Heathcote G., Turnbull I., Garcia B.,: „Timing of surgery influences survival in receptor-negative as well as receptor-positive breast cancer." Eur J Cancer 30A(9): 1348-52, 1994

23. Formenti S., Felix J., Salonga D., Danenberg K., Pike M.C., Danenberg P.,: „Expression of metastases-associated genes in cervical cancers resected in the proliferative and secretory phases of the menstrual cycle." Clin Cancer Res. 6(12): 4653-7, Dezember 2000

24. Lutgens E., Gijbels M., Smook M., Heeringa P., Gotwals P. Koteliansky V.E., Daemen M.J.: „Transforming growth factor-beta mediates balance between inflammation and fibrosis during plaque progression." Arterioscler Thromb Vasc Biol. 22(6): 975-82. 1. Juni 2002

25. Mallat Z., Gojova A., Marchiol-Fournigault C., Esposito B., Kamate C., Merval R., Fradelizi D., Tedgui A.: „Inhibition of transforming growth factor-beta signaling accelerates atherosclerosis and induces an unstable plaque phenotype in mice." Circ Res. 89(10): 930-4, 9. November 2001

26. Robertson A.K., Rudling M., Zhou X., Gorelik L., Flavell R.A., Hansson G.K.,: „Disruption of TGF-beta signaling in T cells accelerates atherosclerosis." J Clin Invest. 112(9): 1342-50, November 2003

3. Kapitel: Warum sollte man dem Versagen der Eierstöcke (Ovarialinsuffizienz) vorbeugen?

1. Diamond, Jared, Warum macht Sex Spaß?: Die Evolution der menschlichen Sexualität. Lizenz des Bertelsmann Verlags München

2. Somboonporn W., Davis S.R.: „Postmenopausal testosterone therapy and breast cancer risk." Maturitas. 49(4): 267-75, 10. Dezember 2004

3. Rosenthal, M.S., Ph.D.: The Fertility Sourcebook. New York: McGraw-Hill (2002)

4. Bachmann G., Bancroft J., Braunstein G., Burger H., Davis S., Dennerstein L., Goldstein I., Guay A., Leiblum S., Lobo R., Notelovitz M., Rosen R., Sarrel P., Sherwin B., Simon J., Simpson E., Shifren J., Spark R., Traish A., Princeton: „Female androgen insufficiency: the Princeton consensus statement on definition, classification, and assenssment." Fertil Steril. 77(4): 660-5, April 2002

5. Labrie F., Luu-The V., Labrie C., Belanger A., Simard J., Lin S.X., Pelletier G.: „Endocrine and intracrine sources of androgens in women: inhibition of breast cancer and other roles of androgens and their precursor dehydroepiandrosterone." Endocr Rev. 24(2): 152-82, April 2003

6. Shaaban A.M., O'Neill P.A., Davies M.P. Sibson R., West C.R., Smith P.H., Foster C.S.: „Declining estrogen receptor-beta expression defines malignant progression of human breast neoplasia." Am J Surg Pathol. 27(12): 1502-12, Dezember 2003

7. Dimitrakakis C., Zhou J., Bondy C.A.,: „Androgen and mammary growth and neoplasia" (Androgene, Brustwachstum und Neoplasien.") Fertil Steril. 77 Suppl 4: S26-33, April 2002

8. Dimitrakakis C., Zhou J., Wang J., Belanger A., LaBrie F., Cheng C., Powell D., Bondy C.: „A physiologic role for testosterone in limiting estrogenic stimulation of the breast." Menopause. 10(4): 292-8, Juli-August 2003

9. Lawson J.S., Field A.S., Tran D.D., Houssami N.: „Hormone replacement therapy use dramatically increases breast estrogen receptor expression in obese postmenopausal women." Breast Cancer Res. 3(5): 342-5, 2001

10. Paruthiyil S., Parmar H., Kerekatte V., Cunha G.R., Firestone G.L., Leitman D.C.: „Estrogen receptor beta inhibits human breast cancer cell proliferation and tumor formation by causing G2 cell cycle arrest." Cancer Res. 64(1): 423-8, 1. Januar 2004

11. Zhou J., Ng S., Adesanya-Famuiya O., Anderson K., Bondy C.A.: „Testosterone inhibits estrogen-induced mammary epithelial proliferation and suppresses estrogen receptor expression." FASEB J. 14(12): 1725-30, September 2000

12. Giordano S.H., Buzdar A.U., Hortobagyi G.N.: „Breast cancer in men." Ann Intern Med. 137(8): 678-87, 15. Oktober 2002

13. Anderson W.F., Althuis M.D., Brinton L.A., Devesa S.S.: „Is male breast cancer siminlar or different thanfemale breast cancer?" Breast Cancer Res Treat. 83(1): 77-86, Januar 2004

14. Pathology Associates Medical Laboratories: „ESTRADIOL". Im Internet abgerufen am 21.6.04: http://etd.paml.com/etd/display.php?ordercode=ESTRADIOL&and=&andand

15. Laboratory Corporation of America.: „Estradiol, Sensitive:" Im Internet abgerufen am 21.6.04: http://www.labcorp.com/datasets/labcorp/html/chapter/mono/sr012000

16. American Cancer Society."Breast Cancer Facts & Figures 2001-2002."

17. Lau K.M., Mok S.C., Ho S.M.: „Expression of human estrogen receptor alpha and -beta, progesterone receptor, and androgen receptor mRNA in normal and malignant ovarian epithelial cells." Proc Natl Acad Sci U S A. 96(10): 5722-7, 11. Mai 1999

18. Sakaguchi H., Fujimoto J., Aoki I., Tamaya T.: „Expression of estrogen receptor alpha and beta in myometrium of premenopausal and postmenopausal women." Steroids. 68(1): 11-9, Januar 2003

19. Sakaguchi H., Fujimoto J., Aoki., Toyoki H., Khatun S., Tamaya T.: „Expression of oestrogen receptor alpha and beta in uterine endometrial and ovarian cancers." Eur J Cancer. 38 Suppl 6: S74-5, November 2002

20. Fujimoto, Hirose R., Sakaguchi H., Tamaya T.: „Clinical significance of expression of estrogen receptor alpha and beta mRNAs in ovarian cancers." Oncology. 58(4): 334-41, Mai 2000

21. Lerner D.J., Kannel W.B.: „Patterns of coronary heart disease morbidity and mortality in the sexes: a 26-year follow-up of the Framingham population." Am Heart J. 111(2): 383-90, Februar 1986; Int. J Sports Med. 23(7): 477-83, Oktober 1986

22. Lawler J.M., Hu Z., Green J.S., Crouse S.F., Grandjean P.W., Bounds R.G.,: „Combination of estrogen replacement and exercise protects against HDL oxidation in post-meopausal women." 2002

23. Gong M., Wilson M., Kelly T., Su W., Dressman J., Kincer J., Matveev S.V., Guo L., Guerin T., Li X.A., Zhu W., Uittenbogaard A., Smart E.J.: „HDL-asscociated estradiol stimulates endothelial NO synthase and vasodilation in an SR-BI-dependent manner." J Clin Invest. 111(10): 1579-87, Mai 2003
24. Abplanalp W., Scheiber M.D., Moon K., Kessel B., Liu J.H., Subbiah M.T.: „Evidence for the role of high densitiy lipoproteins in mediating the antioxidant effect of estrogens." Eur J Endocrinol. 142(1): 79-83, Januar 2000
25. Tang M., Abplanalp W., Subbiah M.T.: „Association of estrogens with human plasma lipoproteins: stduies using estradiol-17beta and its hydrophobic derivative." J Lab Clin Med. 129(4): 447-52, April 1997
26. Mercuro G., Zoncu S., Saiu F., Mascia M., Melis G.B., Rosano G.M.: „Menopause induced by oophorectomy reveals a role of ovarian estrogenon the maintenance of pressure homeostasis." Maturitas 47(2):131-8. 20. Februar 2004
27. Vongpatanasin W., Tuncel M., Mansour Y., Arbique D., Victor R.G.: „Transdermal estrogen replacement therapy decreases sympathetic activity in postmenopausal women." Circulation. 103(24): 2903-8, 19. Juni 2001
28. Brideau N.A., Forest J.C:, LeMai A., Dodin S.: „Correlation between ovarian steroids and lipid fractions in ralation to age in premenopausal women." Clin Endocrinol (Oxf.). 37(5): 437-44, November 1992
29. Chu M.C., Rath K.M. Huie J., Taylor H.S.: „Elevated basal FSH in normal cycling women is associated with unfavourable lipid levels and increased cardiovascular risk." Hum Reprod. 18(8): 1570-3, August 2003
30. National Sleep Foundation: „Women & Sleep, Insomnia." Im Internet abgerufen am 28.6.04: http://www.sleepfoundation.org./publications/women.cfm
31. National Sleep Foundation: „Women & Sleep, Melatonin". Im Internet abgerufen am 28.6.04: http://www.sleepfoundation.org./publications/women.cfm
32. Montplaisir J., Lorrain J., Denesle R., Petit D.,: „Sleep in menopause: differential effects of two forms of hormone replacement therapy." Menopause. 8(1): 10-6, Januar-Februar 2001
33. Zoccoli G., Grant D.A., Wild J., Walker A.M.: „Nirric oxide inhibition abolishes sleep-wake differences in cerebral circulation." Am J Physiol Heart Circ Physiol. 280(6): H2598-606, Juni 2001
34. National Sleep Foundation: „Women & Sleep, Understanding Your Monthly Cicle." Im Internet abgerufen am 28.6.04: http://www.sleepfoundation.org./publications/women.cfm
35. Cagnacci A., Arangino S., Angiolucci M., Melis G.B., Facchinetti F., Malmusi S., Volpe A.: „Effect of exogenous melatonin on vascular reactivity and nitric oxide in postmenopausal women: role of hormone replacement therapy." Clin Endocrinol (Oxf). 54(2): 261-6, Februar 2001
36. Macdonald H.M. New S.A., Campbell M.K., Reid D.M.: „Longitudinal Changes in weight in perimenopausal and early postmenopausal women: effects of dietary energy intake, energy expenditure, dietary calcium intake and hormone replacement therapy." Int J Obes Relat Metab Disord. 27(6): 669-76, Juni 2003

37. Toth M.J., Tchernof A., Sites C.K., Poehlman E.T.: „Effect of menopausal status on body composition and abdominal fat distribution." Int J Obes Relat Metab Disord. 24(2): 226-31, Februar 2000
38. Belanger C., Luu-The V., Dupont P., Tchernof A.: „Adipose tissue intracrinology: potential importance of local andrgogen/estrogen metabolism in the regulation of adiposity." Horm Metab Res 34(11-12): 737-45, November-Dezember 2002
39. Heiß C.J., Sanborn C.F., Nichols D.L., Bonnik S.L., Alford B.B.: „Associations of body fat distribution, circulating sex hormones, and bone density in postmenopausal women." J Clin Endocrinol Metab. 80(5): 1591-6, Mai 1995
40. WilkA., Glenmark B., Ekman M., Esbjornsson-Lijedahl M., Johansson O., Bodin K., Enmark E. Johansson E.: „Ostragen receptor beta is expressed in adult human skeletal muscle both at the mRNA and protein level." Acta Physiol Scand. 79(4): 381-7, Dezember 2003
41. Berman J.R., Berman L.A., Werbin T.J., Flaherty E.E., Leahy N.M., Goldstein I.: „Clinical evaluation of female sexual function: effects of age and estrogen status on subjektive and physiologic sexual response." Int J Impot Res. 11 Suppl 1: S31-8, September 1999
42. Warnock J.K., Bundren J.C., Morris D.W.: „Female hypoactive sexual disorder: case studies of physiologic androgen replacement." J Sex Marital Ther. 25(3): 175-82, Juli-September 1999
43. Thompson C.A., Shanafelt T.D., Loprinzi C.L.: „Andropause: symptom management for prostrate cancer patients treated with hormonal ablation." Oncologist. 8(5):474-87, 2003

4. Kapitel: Wie Sie die Ovarialinsuffizienz verhindern können

1. Orentreich N., Brind J.L., Rizer R.L., Vogelman J.H.: „Age changes and sex differences in serum dehydroepiandrosterone sulfate concentrations throughout adulthood." J Clin Endocrinol Metab. 59(3): 551-5, September 1984
2. Mac Naughton J., Banah M., McCLoud P., Hee J., Burger H.: „Age related changes in follicle stimulating hormone, luteinizing hormone, ostradiol and immunoreactive inhibition in women of reproductive age." Clin Endocrinol (Oxf). 36(4): 339-45, April 1992
3. Eagleson C.A., Gingrich M.B., Pastor C.L., Arora T.K., Burt C.M., Evans W.S., Marshall J.C.: „Polycystic ovarian syndrome: evidence that flutamide restores sensitivity of the gonadotropin-releasing hormone pulse generator to inhibition by estradiol and progesterone." J Clin Endocrinol Metab 85(11):4047-52, November 2000
4. Faddy M.J.,: „Follicle dynamics during ovarian aging." Mol Cell Endocrinol. 163(1-2): 43-8, 25. Mai 2000

5. Gosden R.G., Faddy M.J., Ovarian aging, follicular depletion, and steroidogenesis." Exp Gerontol. 29(3-4): 265-74, Mai-August 1994
6. Faddy J.M., Gosden R.G.,: „A mathematical model of follicle dynamics in the human ovary." Hum Reprod. 10(4): 770-5, April 1995
7. Cramer D.W., Xu H., Harlow B.L.: „Does: „incessant" ovulation increase risk for early menopause?" Am J Obstet Gynecol. 172(2 Pt 1): 568-73, Februar 1995
8. Ozawa M., Shi F., Watanabe G., Suzuki A.K.: „Regulatory role of inhibin in follicle-stimulating hormone secretion and folliculogeneis in the guinea pig." J Vet Med Sci. 63(10): 1091-5, Oktober 2001
9. Gougeon A., Ecochard R., Thalabard J.C.: „Age-related changes of the population of human ovarian follicles: increase in the disappearance rate of non-growing and early-growing follicles in aging women." Biol Reprod. 50(3): 653-63, März 1994
10. Erickson, Gregory F. Menpause, Biology and Pathobiology.: „Chapter 2: Ovarian Anatomy and Physiology (13-32)." San Diego: Academic Press (2001)
11. Lee S.J. Lenton E.A., Sexton L., Cooke I.D.: „The effect of age on the cyclical patterns of plasma LH, FSH, oestradiol und progesterone in women with regular menstrual cycles." Hum Reprod. 3(7): 851-5. Oktober 1998
12. Sodergard R., Backstrom T., Shanbhag V., Carstensen H.: „Calculation of free and bound fractions of testosterone and estradiol-17beta to human plasma proteins at body temperature." J Steroid Biochem. 16(6):801-, Juni 1982
13. Minassian S.S., Wu C.H.: „Free and protein-bound progesterone during normal and luteal phase defective cycles." Int J Gynaecol Obstet. 43(2): 163-8, November 1993
14. Longcope C., Hui S.L., Johnston C.C. Jr.: „Free estradiol, free testosterone, and sex hormone-binding globulin in perimenopausal women." J Clin Endocrinol Metab. 64(3): 513-8, März 1987
15. Vincens M., Mercier-Bodard C., Mowszowicz I., Kuttenn F., Mauvais-Jarvis P.: „Testosterone-estradiol binding globulin (TeBG) in hirsute patients treated with cyproterone acetate (CPA) and percutaneous estradiol." J Steroid Biochem. 33(4A):531-4, Oktober 1998
16. Hammond G.L., Nisker J.A., Jones L.A., Siiteri P.K.: „Estimation of the percentage of free steroid in undiluted serum by centrifugal ultrafiltraion-dialysis." J Biol Chem. 255(11): 5023-6, 10. Juni 1980
17. Moll G.W. Jr., Rosenfield R.L.: „Plasma free testosterone in the diagnosis of adolescent polycyclic ovary syndrome." J Pediatr. 102(3): 461-4, März 1983
18. Mean F., Pellaton M., Magrini G.,: „Study on the binding of dihydrotestosterone, testosterone and oestradiol with sex hormon globulin." Clin Chim Acta. 80(1): 171-80, 1. Oktober 1977
19. Labrie F., Belanger A. Cusan L., Gomez J.L., Candas B.: „Marked decline in serum concentrations of adrenal C19 sex steroid precursors and conjugated androgen metabolites during aging." J Clin Endocrinol Metab. 82(8): 2396-402, August 1997

20. Santoro N., IsaakB., Neal-Perry G., Adel T., Weingart L., Nussbaum A., Thakur S., Jinnai H., Khosla N., Barad D.: „Impaired folliculogenesis and ovulation in older reproductive women." J Clin Endocrinol Metab. 88(11): 5502-9, Nov 2003
21. Carcio, H.A. Management of the Infertile Woman. Philadelphia: Lippincott-Raven Publishers (1998)
22. Weil S., Vendola K., Zhou J., Bondy C.A.: „Androgen and follicle-stimulating hormone interactions in primate ovarian follicle development." J Clin Endocrinol Metab. 84(8): 2951-6. August 1999
23. Vendola K.A., Zhou J., Adesanya O.O., Weil S.J., Bondy C.A. Adrogens stimulate early stages of follicular growth in the primate ovary." J Clin Invest. 101(12): 2622-9, 15. Juni 1998
24. Wang P.H., Chang C.: „Androgens and ovarian cancers." Eur J Gynaecol Oncol. 25(2): 157-63, 15. Juni 1998
25. Sheth A.R., Vijayalakshmi S.: „Selective suppression of FSH as a possible approach for fertility regulation." Arch Androl. 7(2): 109-15, September 1981
26. de Vries E., den Tonkelaar I., van Noord P.A., van der Schouw Y.T., te Velde E.R., Peeters P.H.: „Oral contraceptive use in relation to age at menopause in the DOM cohort." Hum Reprod. 16(8): 1657-62, August 2001
27. Keizer H.A:, Kuipers H., Verstappen F.T., Janssen E.,: „Limitations of concentration measurements for evaluation of endocrine status of exercising women." Can J Appl Sport Sci. 7(2):79-84, Juni 1982
28. Lucero J., Harlow B.L., Barbieri R.L., Sluss P., Cramer D.W.: „Early follicular phase hormone levels in relation to patterns of alcohol, tobacco and coffee use." Fertil Steril. 76(4): 723-9, Oktober2001
29. Hardy R., Kuh D., Wadsworth M.: „Smoking, body mass index, socioeconomic status and the menopasusal transition in a British national cohort." Int J Epidemiol 29(5): 845-51, Oktober 2001
30. Daniel M., Martin A.D., Faiman C.: „Sex hormones and adipose tissue distribution in premenopausal cigarette smokers." Int J Obes Relat Metab Disord. 16(4): 245-54, April 1992
31. Pugeat M.M., Dunn J.F., Nisula B.C.: „Transport of steroid hormones: interaction of 70 drugs with testosterone-binding globulin and corticosteroid-binding globulin in human plasma." J Clin Endocrinol Metab. 53(1): 69-75, Juli 1981
32. Pereyra Pacheco B., Mendez Ribas J.M., Milone G., Fernandez I., Kvicala R., Mila T., Di Noto A., Contreras Ortiz O., Pavlovsky S.: „Use of GnRH analogs for functional protection of the ovary and preservation of fertility during cancer treatment in adolescents: a preliminary report." Gynecol Oncol. 81(3): 391-7, Juni 2001
33. Recchia F., Sica G., De Filippis S., Saggio G., Rosselli M., Rea S.,: „Goserelin as oavrian protection in the adjuvant treatment of premenopausal breast cancer: a phase II pilot study." Anticancer Drugs. 13(4): 417-24, April 2003

34. Meirow D., Epstein M., Lewis H., Nugent D., Gosden R.G.: „Administration of cyclophosphamide at different stages of follicular maturation in mice: effects on reproductive performance and fetal malformations." Hum Reprod. 16(4): 632-7, April 2001

35. Meirow D., Lewis H., Nugent D., Epstein M.: „Subclinical depletion of primordial follicular reserve in mice treated with cyclophosphamide: clinical importance and proposed accurate investigative tool." Hum Reprod. 14(7): 1903-7, Juli 2001

36. Van Thiel D.H., Gavaler J.S., Lester R., Goodman M.D.: „Alcohol-induced testicular atrophy. An experimental model for hypogonadism occuring in chronic alcoholic men." Gastroenterology. 69(2): 326-32, August 1975

37. Van Thiel D.H., Gavaler J.S., Eagon P.K., Chiao Y.B., Cobb C.F., Lester R.,: „Alcohol and sexual function." Pharmacol Biochem Behav. 13 Suppl 1:125-9, 1980

5. Kapitel: Die Wiederherstellung des hormonellen Gleichgewichts

1. Piltonen T., Koivunen R., Ruokonen A., Tapanainen J.S.: „Ovarian age-related responsiveness to human chorionic gonadotropin." J Clin Endocrinol Metab. 88(7): 3327-32, Juli 2003

2. Cowen L.D., Gordis L., Tonascia J.A., Jones G.S.: „Breast cancer incidence in women with a history of progesterone deficiency." Am J Epidemiol 114(2): 209-17, August 1981

3. Davidson B.J., Ross R.K., Paganini-Hill A., Hammond G.D., Siiteri P.K., Judd H.L.: „Total and free estrogens and androgens in postmenopausal women with hip fractures." J Clin Endocrinol Metab. 54(1): 115-20, Januar 1982

4. Schiavone F.E., Rietschel R.L., Sgoutas D., Harris R.: „Elevated free testosterone levels in women with acne." Arch Dermatol. 119(10): 799-802, Oktober 1983

5. Serin I.S., Ozcelik B., Basbug M., Aygen E., Kula M., Erez R.: „Long-term effects of continuous oral and transdermal estrogen replacement therapy on sex ormone binding globulin and free testosterone levels." Eur J Obstet Gynecol Reprod Biol. 99(2): 222-5, Dezember1 2001

6. Vihtamaki T., Tuimala R.: „Can climacteric women self-adjust therapeutic estrogen doses using symptoms as markers?" Maturitas. 28(§): 199-2003, 12. Januar 1998

7. Estrasorb.: „Novavax, Prescribing Information", 2004

8. Dodson K.S., Coutts J.R., MacNaughton M.C.: „Plasma sex steroid and gonadotrop(h?)in patterns in human menstrual cycles." Br J Obstet Gynaecol. 82(8): 602-14, August 1975

9. Simon J.A., Robinson D.E., Andrews M.C., Hildebrand J.R. 3rd, Rocci M.L. Jr., Blake R.E., Hodgen G.D.: „The absorption of oral micronized progesterone: the effect of food, dose proportionality, and comparison with intramuscular progesterone." Fertil Steril. 60(1): 26-33. Juli 1993

10. Wallce W.H., Kelsey T.W-: „Ovarian reserve and reproductive age Mai be determined from measurement of ovarian volume by transvaginal sonography." Hum Reprod. 17. Juni 2004
11. Sheth A.R., Vijayalakshmi S.,: „Selective suppression of FSH as a possible approach for fertiliy regulation." Arch Androl. 7(2): 109-15, September 1981

6. Kapitel: Die Standard-Hormonersatz-Therapie der Women's Health Initiative

1. Ohne Autor: „Design of the Women's Health Initiative clinical trial and observational study. The Women's Health Initiative Study Group." Control Clin Trilas. 19(1): 61-109, Februar 1998
2. Nachtigall L.E., Raju U., Banerjee S., Wan L., Levitz M.: „Serum estradiol-binding profiles in postmenopausal women undergoing three common estrogen replacement therapies: associations with sex hormone-binding globulin, estradiol, and estrone levels." Menopause. 7(4): 243-50, Juli-August 2000
3. Yasui T., Uemura H., Tezuka M., Yanada M., Irahara M., Miura M., Aono T.: „Biological effects of hormone replacement therapy in relation to serum estradiol levels." Horm Res. 56(1-2): 38-44, 2001
4. Sodergard R., Backstrom T., Shanbhag V., Carstensen H.: „Calculation of free and bound fractions of testosterone and estradiol-17 beta to human plasma proteins at body temperature." J Steroid Biochem. 16(6): 801-10, Juni 1982
5. Minassian S.S., Wu C.H.: „Free and protein-bound progesterone during normal and luteal phase defective cycles." Int J Gynaecol Obstet. 43(2): 163-8. November 1993
6. Vongpatanasin W., Tuncel M., Wang Z., Arbique D., Mehrad B., Jialal I.: „Differential effects of oral versus transdermal estrogen replacement therapy on C-reactive protein in postmenopausal women." J Am Coll Cardiol. 41(8): 1358-63, 16. April 2003
7. Arafah B.M.: „Increased need for thyroxine in women with hypothyroidism during estrogen therapy." N Engl J Med. 344(23): 1743-9. 7. Juni 2001
8. Sowers M, Luborsky J., Perdue C., Araujo K.L., Goldman M.B., Harlow S.D. SWAN.: „Thyroid stimulating hormone (TSH) concentrations and menopausal status in women at the mid-life: SWAN." Clin Endocrinol (Oxf). 58(3): 340-7, März 2003
9. Vihtamaki T., Savilahti R., Tuimala R.: „Why do postmenopausal women discontinue hormone replacement therapy?" Maturitas. 33(2): 99-105, 24. Oktober 1999
10. Adams M.R., Register T.C., Golden D.L., Wagner J.D., Williams J.K.: „Medroxyprogesterone acetate antagonizes inhibitory effects of conjugated equine estrogens on coronary artery atherosclerosis." Arterioscler Thromb Vasc Biol. 17(1): 217-21, Januar 1997
11. Fraser I.S.: „Plasma lipid changes and medroxyprogesterone acetate." Contracept Delv Syst. 4(1): 1-7, Januar 1983

12. Gordon G.G., Southren A.L., Tochimoto S., Olivio J., Altman K., Rand J., Lemberger L.: „Effect of medroxyprogesterone acetate (Provera) on the metabolism and biological activity of testosterone." J Clin Endocrinol Metab. 30(4): 449-56, April 1970
13. Gordon G.G. Altman K., Southren A.L., Olivio J.: „Human hepatic testosterone A-ring reductase activity: effect of medroxyprogesterone acetate." J Clin Endocrinol Metab. 32(4): 457-61, April 1971
14. Miyagawa K., Rosch J., Stanczyk F., Hermsmeyer K.: „Medroxyprogesterone interferes with ovarian steroid protection against coronary vasospasm." Nat Med. 3(3): 324-7, März 1997
15. Minshall R.D., Stanczyk F.Z., Miyagawa K., Uchida B., Axthelm M., Novy M., Hermsmeyer K.: „Ovarian steroid protection against coronary artery hyperreactivity in thesus monkeys-" J Clin Endocrinol Metab. 83(2): 649-59, Februar 1998
16. Wyeth.: „Premarin-conjugated equine estrogen tablets prescribing information." Im Internet abgerufen am 20.6.04: http://www.wyeth.com/content/ShowLabeling.asp?id=13

7. Kapitel: Die Zusammenarbeit mit Ihrem Arzt

1. Gruschke A., Kuhl H.: „Validity of radioimmunological methods for determining free testosterone in serum." Fertil Steril. 76(3): 576-82, September 2001
2. Rosner W.: „An extraordinarily inaccurate assay for free testosterone ist still with us." J Clin Endocrinol Metab. 86(6): 2903, Juni 2001
3. Sinha-Hikim I., Arver S., Beall G., Shen R., Guerrero M., Sattler F., Shikuma C., Nelson J.C., Landgren B.M. Mazer N.A., Bhasin S.: „The use of a sensitive equilibrium dialysis method for the measurement of free testosterone levels in healthy, cycling women and in human immunodeficiency virus-infected women." J Clin Endocrinol Metab.83(4): 1312-8. April 1998
4. Vermeulen A., Verdonck L., Kaufman J.M.: „A critical evaluation of simple methods for the estimation of free testosterone in serum." J Clin Endocrinol Metab. 84(10): 3666-72, Oktober 1999
5. Esoterix, Inc. Laboratory Services.: „TESTOSTERONE, FREE, BLOOD (INCLUDES TOTAL)." Im Internet abgerufen am 19.6.04: http://webserver01.bjc.org/labtestguide/TestostFree.htm
6. Laboratory Corporation of America.: „Testosterone (Free), Serum (by Equilibrium Ultrafiltration) With Total Testosterone." Im Internet abgerufen am 19.6.04: http://www.labcorp.com/datasets/labcorp/html/chapter/mono/sr003800.htm
7. Diagnostics Systems Laboratory Inc.: „Active Free Testosterone RIA." Im Internet abgerufen am 19.6.04: http://secure.dslabs.com/Docments//technlit/POSs/4900AA_Apr03.pdf

Anhang

1. Wallace W.H., Kelsey T.W.: „Ovarian reserve and reproductive age Mai be determined form measurement of ovarian volume by transvaginal sonography." Hum Reprod. 17. Juni 2004

Stichwortverzeichnis

A
Alkohol 79, 80
Androgen (auch ➔ Testosteron) 41, 43, 49, 52, 76, 89
angeborene Schäden 75
Angst 41
Aromatase 32, 50
Arthritis 108

B
befruchtet 69, 70
beschränkter Eizellvorrat 69, 73, 74, 78, 88
bioidentisch 17, 29, 36, 43, 60, 87
Blase 40
Blutdruck 58, 60
Blutgefäße 40, 56, 61, 83

C
Chemische Botenstoffe 30
Chemische Kastration 38, 42, 65
Chemotherapie 38, 79
Cholesterin 40, 56
- HDL 56–59, 84, 95
- LDL 56, 59, 95
- Triglyzeride 84, 85
C-reaktives Protein (CRP) 97

D
Depression 41
DHEA 65, 89
Diabetes 62, 84, 85

E
Eierstöcke 21, 37, 39, 45, 78, 81, 83
Eileiter 70
Eizelle 32, 48, 50, 69, 70

Elastizität der Blutgefäße 40, 57, 61, 83
Enzym 32, 50, 57, 62
Equilibrium-Dialyse 83, 104
Equilibrium-Ultrafiltration 83, 104
ER-alpha ➔ Östrogenrezeptor
ER-beta ➔ Östrogenrezeptor

F
Femoré™ 65
Fettgewebe 32, 40, 50, 62
Fettverteilung 40, 62, 63
Follikel ➔ Eizelle
Follikelerschöpfung 70
follikelstimulierendes Hormon (FSH) 58, 71, 72, 75, 80, 89, 101
fruchtbar 47, 75

G
Gebärmutter 40, 55, 70, 83, 98
Geburtenkontrolle 77
Gefäßerweiterung 99
Gehirn 40, 61, 70, 82
Gendefekt ➔ angeborene Schäden
Gestagen-Monopräparate 77
Gewichtszunahme 40, 62
Gynäkologische Endokrinologie 102

H
Haut 40, 85
Herzerkrankung 40, 56, 58
High-responder-Gruppe 97
Hirsutismus 87
Hitzewallungen 40, 66
Hodenversagen 53, 70
Hormone 30
– bioidentische ➔ bioidentisch
– freie 32, 33, 84
– gebundene 32, 33, 84
– kurzzeitig wirksame 30

- synthetische 36
Hormonersatz-Therapie (HET) 24, 29, 38, 93 ff.
Hormonpflaster 34, 85
Hormonrezeptor 30, 50
Hypophyse 71
Hypothalamus 70
Hypothyreoidismus ➔ Schilddrüsenunterfunktion

I

Inhibin 71, 75, 77, 82
Istubal® ➔ Novaldex®

K

Kardiovaskuläre Erkrankung 60
Kastration 38, 42, 65
Klitoris 40, 65
Knochendichte 59, 98
Knochenschwund 40, 59, 96
Knochenstoffwechsel 100
Kontrazeptiva ➔ Verhütung
Koronare Herzkrankheit (KHK) 56
körperidentisch ➔ bioidentisch
Krebs
- Brustkrebs 18, 25, 31, 40, 48, 50, 52 ff.
- Darmkrebs 25, 95, 108
- Eierstockkrebs 55
- Gebärmutterkrebs 40, 55, 98

L

Langzeithormon 30
L-Arginin 65
LH (Luteinisierendes Hormon, Gelbkörperhormon) 77, 111
Libido 40, 49
Lipidspiegel ➔ Cholesterin

M

Melatonin 60 f.
Menopause 37 ff.

- chemische → Kastration
- chirurgische (auch → Kastration) 38

Menstruationszyklus 37, 41, 50, 69, 71 f.
Molekularstruktur 37
MYC 52, 53, 57

N

naturidentisch → bioidentisch
Nebennieren 32, 45, 49, 74, 99
Novaldex® 31

O

Orgasmus 40, 64
Osteoporose → Knochenschwund
Östrogen 30 ff., 105
- 17-Östradiol 35
- 17-beta-Östradiol 35
- Creme 34, 85 f.
- Estrasorb™ 86
- freies 74, 83 ff., 97, 103
- Östradiol USP 35
- Östriol 31
- Östron 31

Östrogen-Agonist 30
Östrogenrezeptor 30 f., 50 f., 55
Ovarialinsuffizienz → Ovarialversagen
Ovarialversagen 25, 48–54, 64
ovarielle Fehlregulation 81
ovarielle Unterdrückung 77–79, 82, 102
ovarielles Hormondefizit 25
Ovarien → Eierstöcke

P

patentrechtlich geschützte Hormone 36 f., 88
Prä-Menopause 17 f., 37 f., 51
pflanzlicher Ursprung 36
Plaques 56

Premarin™ ➔ Presomen®
Presomen® 17, 36, 93, 96, 99
Prodafem® 18, 93
Progesteron 30, 33, 35 f., 45 f., 52, 60 f., 71, 74, 83, 88, 96, 105
– Clinoferm® 98 f.
– Depo-Clinovir® ➔ Clinoferm®
– freies 33, 74, 83
– Medroxyprogesteron™ ➔ Clinoferm®
– Progesteron USP 35
Prometrium™ 36, 87 f.
Provera™ ➔ Prodafem®

R
Rezeptor 30, 31, 50
RIA, Radioimmunassay 104

S
Schamlippen 65
Scheide 40
Schilddrüsenunterfunktion 40, 97
Schlaf 41, 60 ff.
Schlaf-Apnoe ➔ Schlaf
Schnarchen ➔ Schlaf
Schwangerschaft 18, 77, 89
Sex nach der Menopause 17 f., 22, 24 f., 49, 63 f.
Sexualhormon-bindendes Globulin (SHBG) 33–35, 74, 79, 85, 112
Sexualität ➔ Sex nach der Menopause
sexuelle Reaktionsfähigkeit 63 ff.
sexuelles Verlangen ➔ Libido
Stickstoffoxid (NO) 57, 61
Stimmungsschwankungen 41
Stimulation 40, 64
Stoffwechsel 40, 62 f.

T
Tamoxifen™ ➔ Novaldex®
Testosteron 25, 32–36, 39, 45–55, 59, 62–65, 71–79, 82–91, 96–99, 101, 103–106
– Creme 34, 65, 89

- freies 59, 64, 74, 83–85, 97
- Gel → Testosteron-Creme
- Pille 33
- Testosteron USP 35

Tinnitus 40

Trisomie 21 75 f.

V

Valodex® → Novaldex®

Verhütung 77 f., 90
- Antibabypflaster 77 f.
- Antibabypille 77 f.
- Vaginalring 70

versagende Eierstöcke → Ovarialversagen

W

Wechseljahre 22, 63, 66

weibliche Androgeninsuffizienz 49

Women's Health Initiative (WHI) 93 ff.

Z

Zähne 40

Zigarettenrauch 79

Über die Autorin

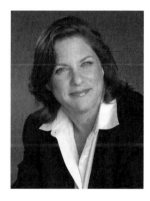

Beth Rosenshein ist Ingenieurin für Bio-Medizin und in der medizinischen Forschung tätig. Sie entdeckte die Wechselwirkung zwischen Testosteron und dem Wirkstoff Esomeprazol (ein Magensäurehemmer). Im August 2003 richtete sie eine Petition an die amerikanische Gesundheitsbehörde FDA, die eine Änderung der Etiketten auf Hormonpräparaten zum Ziel hatte. Der Petition wurde im September 2004 stattgegeben. Beth Rosenshein lebt mit ihrer Familie in Seattle, USA.

Dr. med. F. Batmanghelidj:
Die Wasserkur
bei Übergewicht, Depression und Krebs

Leseprobe unter: www.vakverlag.de

Was haben Übergewicht, Depression und Krebs mit Wassermangel zu tun? Wenn wir zu wenig Wasser trinken, führt das schrittweise zu einer Änderung der Fettzusammensetzung im Körper. Dieser Prozess kann Auslöser für die Entwicklung vieler Gesundheitsprobleme sein ... Zur Normalisierung dieser krankhaften physiologischen Prozesse plädiert Dr. Batmanghelidj für die Wasserkur. Sie hat bereits vielen ernsthaft Erkrankten geholfen. Engagiert tritt der Autor für ein Umdenken in der Medizin ein.

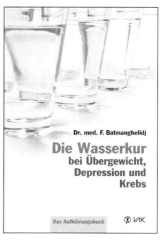

208 Seiten, Paperback (13 x 20,5 cm)
ISBN 978-3-935767-59-0

William F. Wolcott, Trish Fahey:
Essen, was mein Körper braucht
*Metabolic Typing –
die passende Ernährung für jeden Stoffwechseltyp*

Leseprobe unter: www.vakverlag.de

Es gibt viele Ernährungsarten, die Gesundheit und Leistungsfähigkeit versprechen. Und jede hat ihren Platz und funktioniert – nur eben nicht für jeden. Der Grund: Menschen unterscheiden sich in vielen Facetten ihres Stoffwechsels. Was für den einen gesund und leistungsfördernd ist, ist dem anderen abträglich. Diese neue Methode bestimmt die vielen individuellen Facetten des eigenen Stoffwechsel-Typs mit einem umfangreichen Fragebogen zum Selbstauswerten. So kann jeder die Ernährung finden, die ihm entspricht und die ihm gut tut.

302 Seiten, 20 Abb. und zahlreiche Tabellen, Hardcover (15 x 21,5 cm)
ISBN 978-3-3-935767-08-8

Werner Winkler:
Die kleine Gesundheitsinventur
*So finden Sie, was Ihnen hilft:
Schlüssellösungen für 300 Probleme*

Leseprobe unter: www.vakverlag.de

Dieser originelle Ratgeber im Jackentaschenformat enthält eine umfangreiche Checkliste mit 300 Beschwerden und 52 Lösungsmöglichkeiten. Der Clou: Mehreren Beschwerden liegt oft dieselbe Ursache zugrunde. Egal, ob es um Nährstoffmangel oder die Veränderung von Lebensgewohnheiten geht – Leser, die sich schnell und unkompliziert selbst helfen möchten, finden hier prasixerprobte Schlüssellösungen, die sich leicht in den Alltag integrieren lassen.

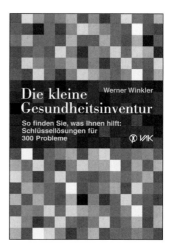

108 Seiten, 2 Fotos, Paperback (10 x 15,5 cm)
ISBN 978-3-935767-89-7

Abonnieren Sie unseren Newsletter (gratis): www.vakverlag.de

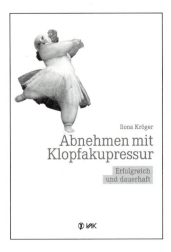

Ilona Kröger:

Abnehmen mit Klopfakupressur

Erfolgreich und dauerhaft

Leseprobe unter: www.vakverlag.de

Wer abnehmen will, hat meist unzählige Diäten hinter sich und die Jagd nach der Traumfigur beherrscht oft das ganze Leben. Aber kaum jemand hat mit Diäten dauerhaften Erfolg – gegen Heißhunger hilft auch die beste Disziplin nichts. Denn dahinter stecken oft Frust, Stress oder Angst.
Hier hilft die Klopfakupressur: Der Appetit lässt sofort nach, der Drang zu essen verschwindet. Dieses „interaktive" Buch mit vielen Checklisten und Fragebogen ist ein hilfreicher Begleiter auf dem Weg zum Wunschgewicht und garantiert stressfrei.

208 Seiten, Paperback (15 x 21,5 cm)
ISBN 978-3-935767-80-4

Eric Franklin:

Denk dich jung!

Gesund und schön mit der Franklin-Methode®

Leseprobe unter: www.vakverlag.de

Wahre Schönheit kommt bekanntlich von innen. Wie Sie Ihre Vorstellungskraft auch für Bauch, Beine und Po einsetzen können, zeigt Eric Franklin in seinem neuesten Buch: zur Lockerung und Entspannung der Muskeln, für gesunde Organe, bewegliche Gelenke, straffes Bindegewebe und glatte, frische Haut!
Bekannt ist die Franklin-Methode® aus Sport und Tanz. Inzwischen erfreut sie sich aber auch für Gesundheit, Beauty und Wellness zunehmender Beliebtheit: als sanfte Methode, die auf natürlichem Weg zu einem attraktiven Äußeren führt. Mit 10-Tage-Beauty-Programm gegen Falten, für einen straffen Bauch und strahlendere Augen!
192 Seiten, 69 Abbildungen, Paperback (16 x 22,5 cm)
ISBN 978-3-935767-67-5

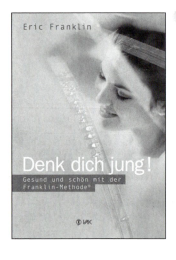

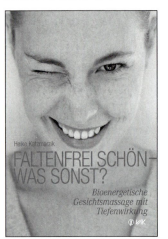

Heike Katzmarzik:

Faltenfrei schön – was sonst?

Bioenergetische Gesichtsmassage mit Tiefenwirkung

Leseprobe unter: www.vakverlag.de

Faltenfrei bis ins hohe Alter? Nichts leichter als das, so suggerieren es zumindest die Kosmetikindustrie und die Medien. Doch Schönheit ist mehr als nur Faltenfreiheit! Diese leicht erlernbare und unmittelbar wirksame bioenergetische Gesichtsmassage sorgt nicht nur für ein entspanntes Gesicht und straffe Haut, sondern auch für Lebendigkeit, Frische und körperliches Wohlbefinden sowie – als angenehmer „Nebeneffekt" – für ein strahlendes Äußeres. Die Massage wirkt speziell gegen Stress, Kopfschmerzen, Übermüdung und Erschöpfung. Gleichzeitig sorgt das natürliche Facelifting für ein gesundes Aussehen.

112 Seiten, vierfarbig, zahlreiche Abb., Paperback (16 x 22,5 cm)
ISBN 978-3-86731-011-6

Bestellen Sie unsere kostenlosen Kataloge: www.vakverlag.de